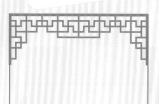

董氏奇穴
实用针方手册
（全彩图解版）

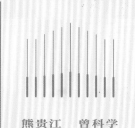

熊贵江　　曾科学

主　编

全国百佳图书出版单位
中国中医药出版社
·北　京·

图书在版编目（CIP）数据

董氏奇穴实用针方手册 : 全彩图解版 / 熊贵江 , 曾
科学主编 . -- 北京 : 中国中医药出版社 , 2024.4

ISBN 978-7-5132-8573-5

Ⅰ . ①董… Ⅱ . ①熊… ②曾… Ⅲ . ①奇穴—针灸疗
法 Ⅳ . ① R245

中国国家版本馆 CIP 数据核字 (2023) 第 230749 号

融合出版说明

本书为融合出版物，微信扫描右侧二维码，关注"悦医家
中医书院"微信公众号，即可访问相关数字化资源和服务。

中国中医药出版社出版

北京经济技术开发区科创十三街 31 号院二区 8 号楼
邮政编码　100176
传真　010-64405721
三河市同力彩印有限公司印刷
各地新华书店经销

开本 880×1230　1/32　印张 9　字数 185 千字
2024 年 4 月第 1 版　2024 年 4 月第 1 次印刷
书号　ISBN 978 – 7 – 5132 – 8573 – 5

定价　78.00 元
网址　www.cptcm.com

服 务 热 线　010-64405510
购 书 热 线　010-89535836
维 权 打 假　010-64405753

微信服务号　zgzyycbs
微商城网址　https://kdt.im/LIdUGr
官 方 微 博　http://e.weibo.com/cptcm
天猫旗舰店网址　https://zgzyycbs.tmall.com

如有印装质量问题请与本社出版部联系（010-64405510）

DONG
SHI
QI
XUE

董氏奇穴
实用针方手册

（全彩图解版）

—— 编委会 ——

·主 审·

郑承濬　郑谢均澄

·主 编·

熊贵江　曾科学

·副主编·

刘　萍　伏海权　李梦君　任栗瑶

·编　委（以姓氏笔画为序）·

许怀国　李梦莹　何学进　汪语骞　陈丕福

苟蓝心　郑字霈　郑惠仁　孟卫红　赵维青

唐会浓　植广良　程观赐　谢明彤　谢家欢　熊　一

董景昌（1916—1975），中国近代著名针灸大师，在传统针灸的理论基础上创立了中医界当之无愧的瑰宝之一——董氏奇穴，为中国针灸事业做出了不可磨灭的贡献。其代表作品有《董氏针灸正经奇穴学》。

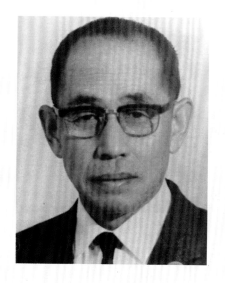

1916年，董景昌出生于山东省平度县（现为平度市）的一个中医针灸世家，其祖上两辈都是当地的名中医。在家庭的中医文化熏陶下，董景昌从小就对中医针灸非常感兴趣。在其他小孩都在做各种游戏的时候，他的玩具却是针灸陶俑。当时，战争频繁，社会动荡，董景昌便在家潜心研究中医针灸。后来随着社会局势变化，很多人被抓进军营，董景昌因为会医术，被安排成为一名军医。在对士兵们提供救助的同时，他不断提升自己的医术，治愈患者达几十万人，深受官兵们爱戴，也成为军中的名医。

后来董景昌在台北开了一家诊所，继续救死扶伤。在长期的临床实践中，董景昌发现仅用传统的针灸方法，很多疾病难以治愈。为了解决更多的疑难杂症，他开始在传统经典选穴范围之外寻找其他的治疗穴位。凭借丰富的临床经验，他发现了一系列有别于传统穴位却效果良好的穴位。

晚年时，董景昌全面梳理了自己一生的针灸成果，将其命名为"董氏奇穴"，并撰写了《董氏针灸正经奇穴学》一书。该书于 1973 年在台湾地区出版发行，一经面世就震惊了中医界，且在海外影响深远。由于"董氏奇穴"效果

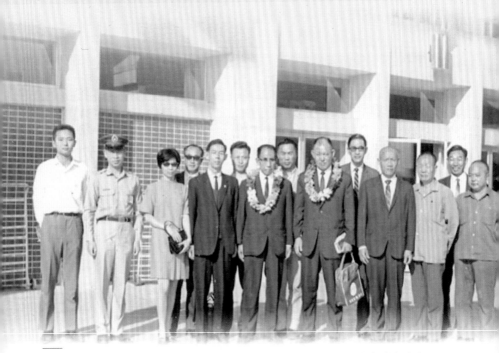

1971 年 11 月 3 日下午，董景昌先生第一次应邀赴柬埔寨诊病。
此图为送行诸人合摄于台北松山国际机场

显著，许多国家和地区都设有专门的学会对其进行研究，同时其也列为许多中医院校的针灸课程之一。

董景昌曾于1971年至1974年间5次前往柬埔寨为其当局领导人治疗半身不遂，并成功治愈。这次的经历使他的医名远扬世界，从此海内外很多重要官员都邀请他前去诊治。正因如此，他荣获了当时台湾当局颁发的最高荣誉，也打破了许多西方人对中医针灸的传统偏见，同时也吸引了全世界更多的人去了解和学习针灸。通过董景昌及其众多弟子的努力，"董氏奇穴"不仅得到了国人的认可，同时也被很多的西方医生和患者所接受。

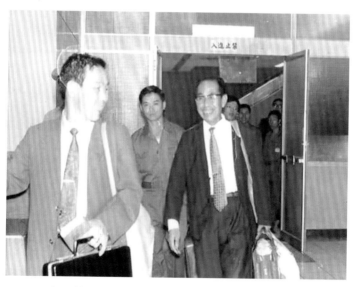

1972年4月17日，董景昌先生由柬埔寨返抵台北松山国际机场

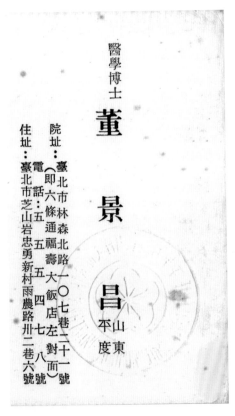

醫學博士

董景昌

山東平度

院址：臺北市林森北路一○七巷二十一號
（即六條通福壽大飯店左對面）
電話：五五五四七八號

住址：臺北市芝山岩忠勇新村雨農路卅二巷六號

董景昌先生名片

李序

收到熊贵江先生寄来的样稿，邀我为他写序，颇为惊喜。一个从患者变成医师的传奇经历，在广州传为佳话。

首先，我有三点没想到：一是没想到一位患者跟师这种古来有之现代却很少见的模式出现了，这是中医师承模式的"复兴"。短短几年时间，一位如饥似渴"求医问药"的面瘫患者，快速完成了普通医学生大学 5 年才能修完的专业课程，而且练就了如此扎实的基本功，非一般中医学生所能及。二是没想到熊先生师从郑承濬博士，除了跟随其一起开班办学，现场为学员施针治病外，还将"家庭自救"的"中医哲学"主张在民间广泛传播。几年来，熊先生按照师承模式所学技能帮助上千位患者解除了痛苦，而且真正做到了"仁心仁术"。几根一次性银针，三五下就治好了病，如此便民的医疗技术，吸引了很多普通百姓参与进来，一股自学中医的热潮正在兴起。三是熊贵江先生真是一位有心人，他把董氏针灸的技术原理与穴位、经络、病理知识相结合，直接把"理论"变成"实践"。其在"原理"的基础上，将这套神秘的"绝学"转换成了"应用模式"，使初学者即能看懂会用，将董氏针灸这一神奇的中医绝学变成兼济天下的实用针方，并公之于世，是多么了不起的创举！

随着国家对传统医学的大力扶持，中医师承作为几千年来民间医学的一种传承模式，如今正发挥其巨大的能量。大量事实证明，针灸医学不但是一门科学，更是一门跨学科的人类生命科学。我们应该将其不断发扬光大，为人类的健康与发展保驾护航。董氏针灸团队提出的"一户一中医，健康中国行"的主张，使中华优秀传统文化在世界范围内再次迸发出针灸医学为百姓解疾苦，为百姓谋安康的伟大力量。

一个深受病魔伤害的灵魂在获得新生的时刻，立志为天下百姓共谋福祉的伟大夙愿，值得尊敬！愿所有有志于此的人都变成医师，愿所有的医师都能胸怀天下，还百姓一个健康安稳的医疗环境。这也是天下人的共同愿望！

李玉玲

中国民族卫生协会中医大健康工作委员会

2023 年 8 月 8 日于北京

董景昌心系祖国，他的名片上始终印有"山东平度"四字，足见其对家乡的怀念与向往。董景昌的针灸思想和传统针灸理论有所不同，其使用的穴位配伍非常简明，取穴用针手法也和传统针刺手法有明显区别，自成一派。在针刺的同时他还会配合放血疗法以加强施针效果。董景昌很爱马，因此很多穴位和针法他都取了与马有关的名字，例如指驷马、足驷马、马金水、马快水等。

董景昌先生是一位卓越的针灸医学家，一生致力于针灸医学的研究和发展。其医术之高超，治疗效果之惊人，赢得了广大患者的信任和赞誉；又因其兼备医、哲、文三种知识体系于一身，故又被誉为"当代针圣"。董景昌先生堪为针灸界的泰斗和当代医学界的传奇人物。

董景昌不仅是一位杰出的针灸医生，还是一位优秀的教育家。其传授医术，培养了许多优秀的针灸人才，如著名的针灸大师杨维杰便是他的弟子。董景昌的嫡传弟子们在继承先生衣钵的同时，也在为"董氏奇穴"的传承而努力。董景昌的"董氏奇穴"针灸技术治愈了无数病患，也得到了广泛的传承和发扬，成为中国针灸医学的重要组成部分。

总而言之，董景昌先生的一生充满了传奇色彩。他以自己高超的医术和高尚的医德，创造了一个又一个医学奇迹，也赢得了广大患者的尊敬和赞誉。他的"董氏奇穴"针灸技术不仅为中华民族针灸医学的发展做出了重要贡献，也在世界范围内产生了深远的影响。董景昌先生的一生，是一部奋斗史，也是一部传奇史，永远值得我们中医人学习和崇敬。

熊序

本人数年前曾患面瘫，到处求医，治疗效果不甚理想。幸而后来遇到台湾名医郑承濬博士，他采用董氏奇穴为我进行治疗，两次而愈。因感叹董氏奇穴之神奇疗效，故而跟随郑博士学习董氏奇穴，至今已六年余。

在学习过程中，我慢慢了解了董氏奇穴的起源、特色，以及其对现代医学的巨大影响。很庆幸自己能够学到这么好的技术，同时也被恩师博大的精神所感动。恩师郑博士是在台湾学习了董氏奇穴之后，决定把此项技术带回大陆，想让更多人能够学习掌握，并且提出了"一户一中医，健康中国行"的目标。此项行动的意义就是希望每一个中国家庭都能有一位懂中医的人，这样就可以让家庭成员减少疾病的痛苦，同时也能减少医药费的开支，这是一项利国利民的工程。

这里简单讲一下"一户一中医"的缘起。我的恩师郑博士也是看到现代社会医疗资源紧张的情况，才萌生出想要更多人了解和认识中医的念头，这也是所有学医之人的使命！恩师郑博士根据实际情况，决定把"董氏奇穴"传授给需要的人。"董氏奇穴"是一门高效且又简便易学的针灸技术，非常适合初学者。虽然它与十四经络有相辅相成的关系，却又有别于十四经络，学习的时候可以暂时跳过繁复的理论，直接从常见的疾病入手。这样一来容易上手，二来又促进了初学者学习中医的兴趣。董氏奇穴入门以后，想要更深入地学习，这时面对许多中医的基础理论便不再陌生，因为它已经帮大家奠定了基础。事实证明，仅仅几天的培训课程，影响却是巨大的，我们对疾病不再一无所知，并且对于一些常见病甚至可以有应对办法。这种喜悦是难以言表的，不仅仅是那种人生刚学会走路时的欣喜，而是从不会走路到直接学会跑步的惊喜。在学习与实践的过程中，我们发现，医学原来并没有离我们那么远，只是一直缺少一位引路人，还有就是便捷的交通工具。

话说回来，当初我是从义工做起，然后一步步得到郑博士的系统指导学习，后来成为持证专业讲师，并且通过自己的努力考取了中医师承医师证书。现在我每月在广州开课讲授董氏奇穴针灸疗法，培训过程中很多学员因为中医基础比较薄弱，熟练程度不够，所以经常在群里询问病因、针刺的正确穴位，以及用针的尺寸、长度等问题。我看到都会一一回复，有时甚至在自己身上扎针示范，或者录视频、拍照片发给学员们，帮助他们解决问题。但是有时仍然感觉有些穴位不易掌握，学员对此不够熟悉。2021年5月，我有幸在北京遇到中国民族卫生协会中医大健康推广委员会的李玉玲委员，交流中我们谈到高血压、糖尿病的治疗方法。随后她建议我出一本董氏奇穴常见病针灸疗法的实用手册，并将病名、针方及穴位图结合在一起，以便于那些非董氏奇穴学员及广大中医爱好者学习使用。

于是后来我开始根据杨师公的治疗学、穴位学，以及跟随恩师郑博士所学的内容，并结合这几年自己在医院总结的一点临床经验和操作体会汇编成本书，以便于广大董针学员及中医爱好者学习查阅。当然本书的不足及错误之处在所难免，还请广大读者不吝指正。

熊贵江

2023 年仲夏于广州

有病颈痈者，或石治之，或针灸治之而皆已。

——《黄帝内经素问》

《黄帝内经素问》有云："有病颈痈者，或石治之，或针灸治之而皆已。"针灸起源于中国，具有悠久的历史，是中华优秀传统文化的瑰宝。2010年，"中医针灸"被联合国教科文组织列入"人类非物质文化遗产代表作名录"。这代表了中医针灸被世界所认可，也代表了中医针灸的传承保护得到世界的认同。我曾经作为一名针灸医生到非洲、东南亚、南太平洋岛国等世界各地推广针灸技术，其独特的疗效令很多外国医者惊叹。

2019年11月，我在云南参加"第四届海峡两岸董氏奇穴针灸与经方论坛"时，与来自世界各地的董氏门人齐聚一堂，共同见证了董针之玄妙，也首次见到我的师父郑承濬博士。作为董公景昌家乡山东平度的一位中医人，在那时我就发愿，传承董针精华，推行郑博士"一户一中医"的济世仁心。

2020年，"董氏奇穴针法"被列入山东省平度市第六批非物质文化遗产名录。作为该项目的代表性传承人，我倍感荣幸。在郑博士的指导下，如何确立正统董针，如何规范董针技术，如何探究董针机理，成为我奋斗的目标。2022年，我带领的研究生团队提出的"针刺灵骨大白对中风后下肢痉挛性偏瘫的临床观察"获广东省针灸学会批准立项，且已发表多篇相关学术论文。2022年10月，"董氏奇穴名称与定位"成为广东省中医药学会第一批团体标准立项项目。经过一年多的努力，这项标准已于2023年9月正式在全国发行。2022年，我主持开展了广东省继续教育项目"董氏奇穴针法临床学习班"，使董针得到了进一步的推动和发展。

董针门人多奇才，也有励志之典范。熊贵江师兄即在董针中完成"蜕变"，其由一位董针受益者成为董针文化的传播者，很荣幸与其共同编写此书。本书之付梓也必将成为董针传播的又一里程碑，同时也让"董氏奇穴"这项非遗技术绽放更加璀璨的光芒。

曾科学

2023年秋于广州

董氏奇穴实用针方手册

扫码关注公众号
获取本书数字资源
·奇穴定位视频
·线上中医课堂
·海量医学好书
·悦读·中医圈

第二节 胸腹痛

第三节 腰背痛

第三章　脏腑疾病

第一节　肺部疾病

第二节　心脑疾病

第五章　四肢及躯干部疾病

第六章　五官科疾病

第二节　鼻部疾病

第三节　耳部疾病

第十章　其他疾病

第十一章　医案

第一章

董氏奇穴概述

一 董氏奇穴各部位穴位图

一一部位掌心穴位总图

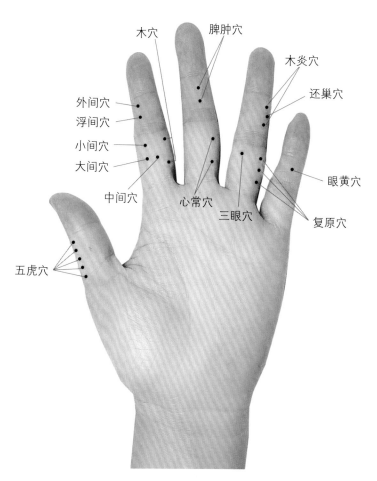

图 1-1

一一部位手背穴位总图

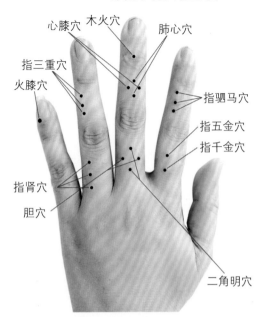

心膝穴　木火穴　肺心穴
指三重穴
火膝穴　　　　　　　指驷马穴
　　　　　　　　　　指五金穴
　　　　　　　　　　指千金穴
指肾穴
胆穴
　　　　　　　　　　二角明穴

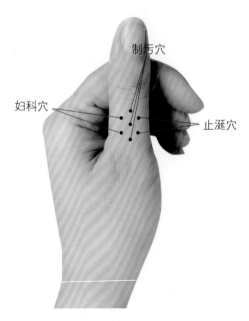

制污穴
妇科穴　　　　　　　止涎穴

董氏奇穴实用针方手册（全彩图解版）

图 1-2

二二部位穴位总图

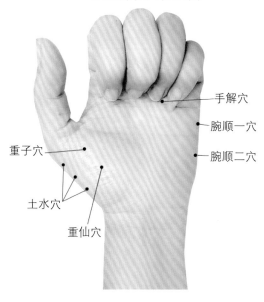

手解穴

腕顺一穴

腕顺二穴

重子穴

土水穴

重仙穴

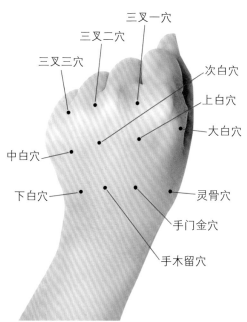

三叉一穴

三叉二穴

三叉三穴

次白穴

上白穴

大白穴

中白穴

下白穴

灵骨穴

手门金穴

手木留穴

图 1-3

三三部位穴位总图

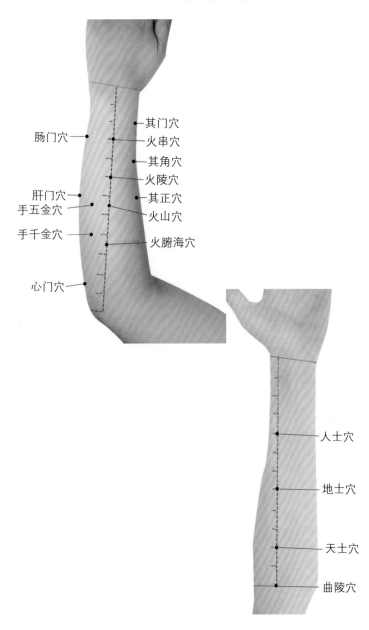

肠门穴

其门穴
火串穴
其角穴
火陵穴

肝门穴
手五金穴
手千金穴

其正穴
火山穴
火腑海穴

心门穴

人士穴

地士穴

天士穴

曲陵穴

图 1-4

四四部位穴位总图

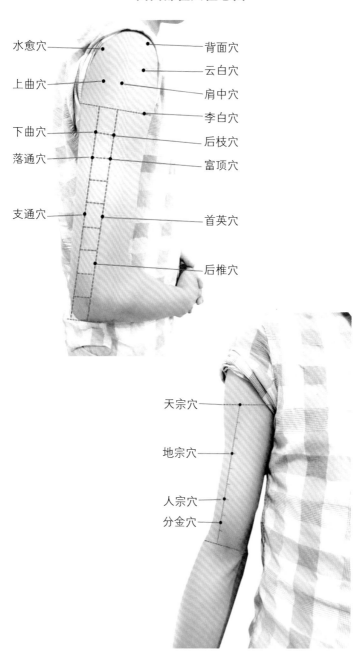

水愈穴

上曲穴

下曲穴

落通穴

支通穴

背面穴

云白穴

肩中穴

李白穴

后枝穴

富顶穴

首英穴

后椎穴

天宗穴

地宗穴

人宗穴

分金穴

图 1-5

五五部位穴位总图

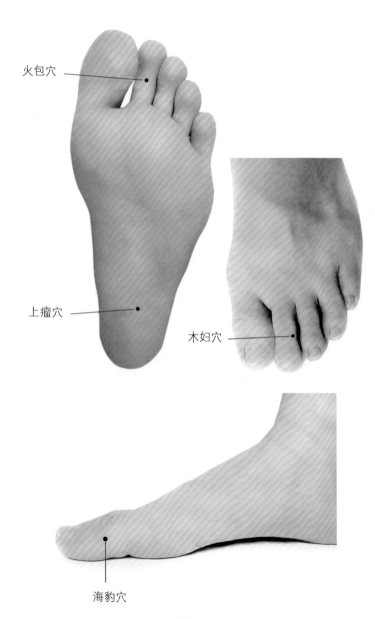

火包穴

上瘤穴

木妇穴

海豹穴

图 1-6

六六部位穴位总图

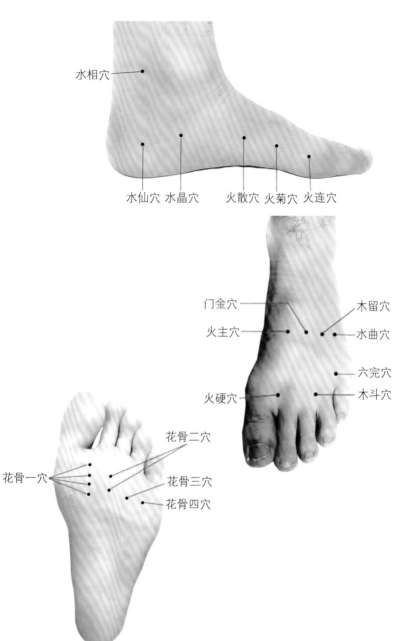

水相穴

水仙穴　水晶穴　　火散穴　火菊穴　火连穴

门金穴　　　　　　　　木留穴

火主穴　　　　　　　水曲穴

　　　　　　　　　　六完穴

火硬穴　　　　　　木斗穴

花骨二穴

花骨一穴　　　　　　花骨三穴

花骨四穴

图 1-7

七七部位正面穴位总图

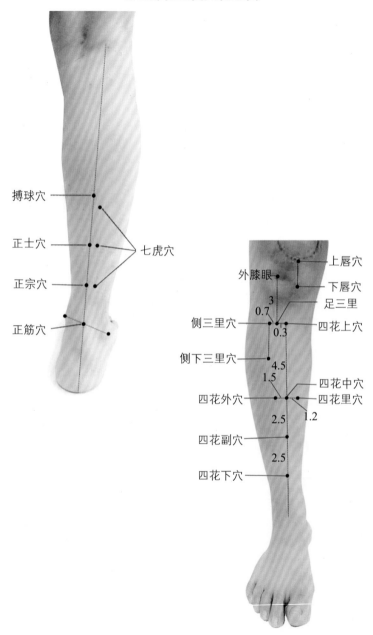

搏球穴

正士穴

七虎穴

正宗穴

正筋穴

外膝眼

上唇穴

下唇穴

足三里

3

0.7

侧三里穴

0.3

四花上穴

侧下三里穴

4.5

1.5

四花中穴

四花外穴

四花里穴

1.2

2.5

四花副穴

2.5

四花下穴

图 1-8

七七部位侧面穴位总图

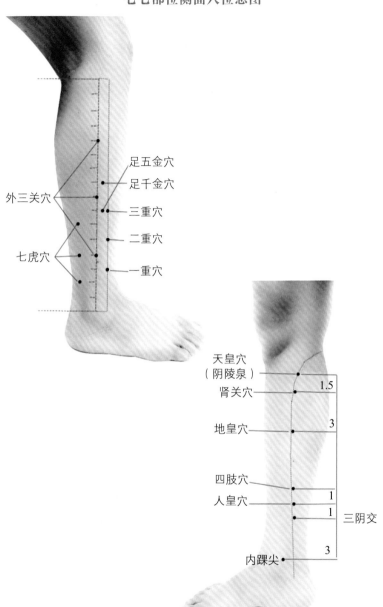

足五金穴
足千金穴
外三关穴
三重穴
二重穴
七虎穴
一重穴

天皇穴
（阴陵泉）
肾关穴 · 1.5
地皇穴 · 3
四肢穴 · 1
人皇穴 · 1
三阴交
内踝尖 · 3

图 1-9

八八部位侧面穴位总图

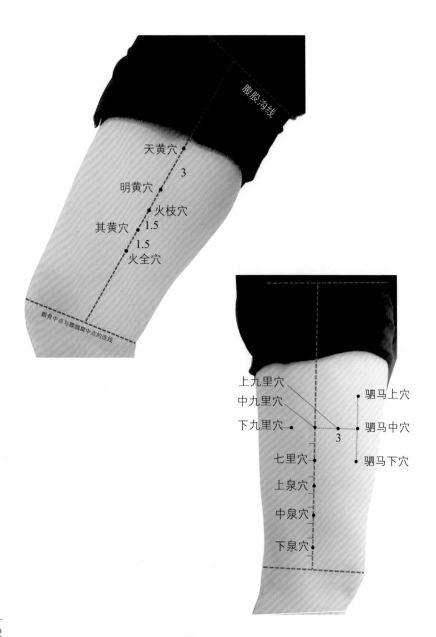

腹股沟线

天黄穴

3

明黄穴

火枝穴

其黄穴　1.5

1.5

火全穴

髋骨中点与膝腘窝中点的连线

上九里穴

中九里穴

下九里穴

3

驷马上穴

驷马中穴

驷马下穴

七里穴

上泉穴

中泉穴

下泉穴

图 1-10

八八部位正面穴位总图

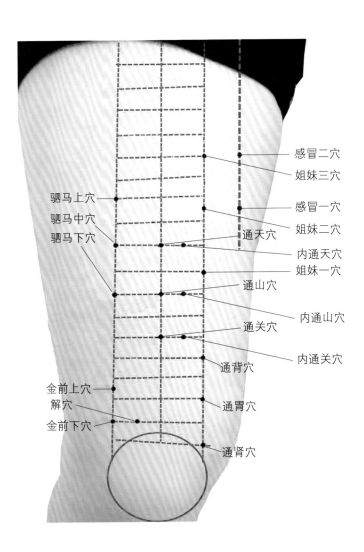

感冒二穴
姐妹三穴

驷马上穴　　　　　　　　感冒一穴
驷马中穴　　　　　　　　姐妹二穴
驷马下穴　　　通天穴
　　　　　　　内通天穴
　　　　　　　姐妹一穴
　　　　　　　通山穴
　　　　　　　内通山穴
　　　　　　　通关穴
　　　　　　　内通关穴
　　　　　　通背穴
金前上穴　　　　　　　通胃穴
解穴
金前下穴
　　　　　　　　　通肾穴

图 1-11

九九部位穴位总图

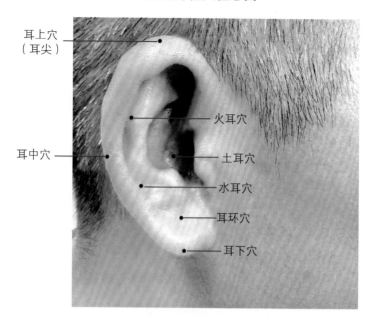

耳上穴（耳尖）

火耳穴

耳中穴

土耳穴

水耳穴

耳环穴

耳下穴

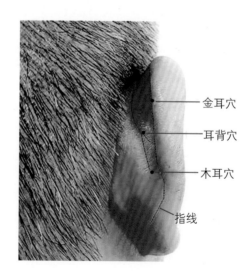

金耳穴

耳背穴

木耳穴

指线

图 1-12

十十部位穴位图一

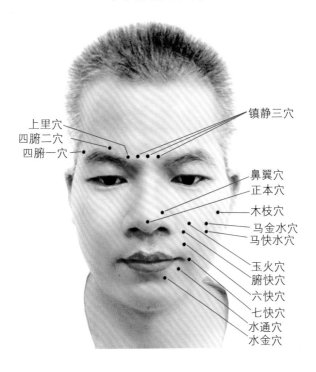

上里穴
四腑二穴
四腑一穴

镇静三穴

鼻翼穴
正本穴
木枝穴
马金水穴
马快水穴
玉火穴
腑快穴
六快穴
七快穴
水通穴
水金穴

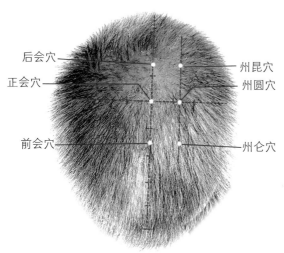

后会穴
正会穴
前会穴

州昆穴
州圆穴
州仑穴

图 1-13

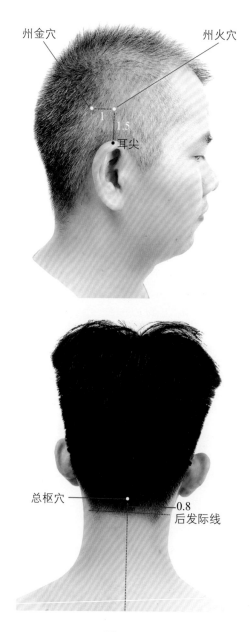

州金穴　州火穴

1　1.5

耳尖

总枢穴

0.8
后发际线

图 1-14

背腰部穴位总图

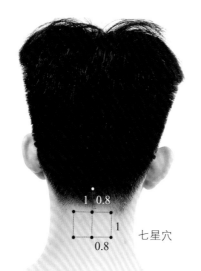

七星穴

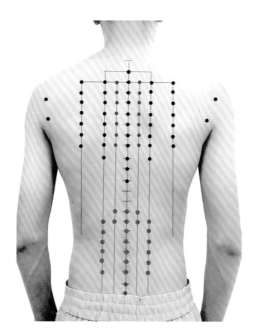

图 1-15

胸腹部穴位总图

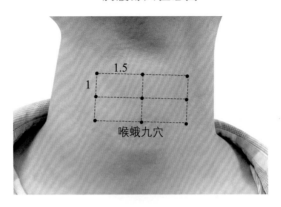

1.5

1

喉蛾九穴

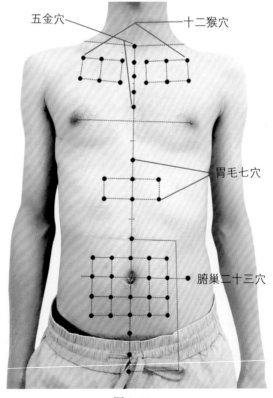

五金穴

十二猴穴

胃毛七穴

腑巢二十三穴

董氏奇穴实用针方手册（全彩图解版）

图 1-16

二 脏腑别通简易门记忆法

在学习董氏奇穴的过程中，最常用到的就是脏腑别通。关于脏腑别通的理论，可以参考《董氏奇穴原理结构》一书。关于其具体应用方法，我们总结出一套"简易门记忆法"，方便大家学习。

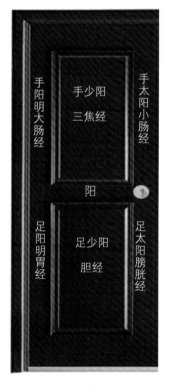
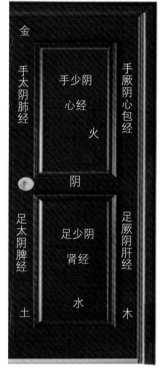

图 1-17

如图 1-17 所示，门有内外之分，外为阳，内为阴。靠近门锁的门梃可理解为开，靠近合页的门梃可理解为阖，中间门芯可理解为枢，门的上下对应手足，以此代表十二正经。具体对应关系见表 1。

表 1　门的分区与十二正经的对应关系

门的分区	对应的十二正经
外门梃锁上	手太阳小肠经
外门梃锁下	足太阳膀胱经
外门芯上	手少阳三焦经
外门芯下	足少阳胆经
外门梃上合页	手阳明大肠经
外门梃下合页	足阳明胃经
内门梃锁上	手太阴肺经
内门梃锁下	足太阴脾经
内门芯上	手少阴心经
内门芯下	足少阴肾经
内门梃上合页	手厥阴心包经
内门梃下合页	足厥阴肝经

内代表脏，外代表腑，对应的脏腑别通，即太阳通太阴，少阳通少阴，阳明通厥阴。具体而言：手太阳通足太阴（小肠通脾），手少阳通足少阴（三焦通肾），手阳明通足厥阴（大肠通肝），手太阴通足太阳（肺通膀胱），手少阴通足少阳（心通胆），手厥阴通足阳明（心包通胃）。

1. 脏腑别通的临床应用

（1）脾与小肠通：腕顺一、腕顺二治脾湿黄疸；肠门治肠炎。

（2）肾与三焦通：中白、下白治腰痛。

（3）肝与大肠通：大间、中间、小间、浮间、外间治疝气及前列腺疾病。

（4）肺与膀胱通：重子、重仙治肩背痛、子宫肌瘤。

（5）心与胆通：手解穴治胆石症，胆囊炎、心虚胆怯。

（6）胃与心包通：内关、间使治膝痛。

2. 脏腑别通的衍生应用

（1）肝脏病

本经：火主、火硬、上三黄等。

表里经：中九里、七里、六完、水曲、阳陵泉等。

同名经：内关、间使、大陵等。

脏腑别通：灵骨、大白、木穴、大间、中间、小间、浮间、外间等。

（2）肾脏病

本经：下三皇（天皇、地皇、人皇）、太溪、涌泉。

表里经：束骨、昆仑、委中。

同名经：少府、神门、通里、少海。

脏腑别通：中白、下白。

三 董氏奇穴的临床应用特点

董氏奇穴既源于传统的经络腧穴理论和针灸方法，又对其有所创新而独具特色，是目前行之有效的众多针灸手法之一，具有重要的研究价值和发展前途。

（一）脏腑别通

脏腑别通理论是董氏奇穴最突出、最广泛，也是最精华的部分。虽然在董景昌先生《董氏针灸正经奇穴学》书中未提及此理论，但其关于穴位的应用原则则处处与之相合，而且用脏腑别通理论能解释大部分董氏奇穴的原理。

目前临床应用的经络疗法大多是根据表里经取穴，如大肠病针肺经，肺病针大肠经；或同名经取穴，如手阳明大肠病治足阳明胃经，手太阳小肠病治足太阳膀胱经等。表里经取穴是一脏一腑，一阴一阳，重点在平衡；同名经取穴是一手一脚，一上一下，重点在疏导。脏腑别通取穴则是一脏一腑，一手一脚，一上一下。例如，肺与膀胱通，肺是手的阴经，膀胱是脚的阳经，肺是脏，膀胱是腑，由此则兼顾手与脚、阴与阳、脏与腑。运用脏腑别通理论治疗更加全面，效果也更突出。

（二）体应针法

体应针法包括"体应体"和"体应脏"，是杨维杰为诠释董氏奇穴分布及应用所建构的中心思维。

又称体体对应，可分为以骨治骨、以筋治筋、以脉治脉、以肉治肉、以皮治皮。

（1）以骨治骨

以骨治骨的刺法，分为两种形式：第一种是贴骨进针；第二种是针入抵骨。

因为骨膜富含血管、神经，传导性比较强，因此以骨治骨治疗骨关节的病效果最好。比如，灵骨穴贴骨进针，治疗坐骨神经痛、网球肘、足跟骨刺，效果都非常好。杨师公治疗脊椎骨刺压迫疼痛，有两组特效穴，被患者称为"椎骨特效杨三针"。其中一组是人中、后溪、束骨；另一组是人中、后溪、九里。人中、九里是针入抵骨，后溪、束骨是贴骨进针，两组穴的应用原理就是以骨治骨。

（2）以筋治筋

以筋治筋的刺法有两种形式，一种就是扎在筋上，比如董氏奇穴的正筋、正宗穴，就是扎在跟腱的大筋上，治疗颈项强直疼痛很有效，治疗腰扭伤也很有效。

以筋治筋的另外一种扎法就是贴筋刺，即在筋的旁边刺入。如曲陵穴治疗肩周炎手不能上举有特效，针刺时采用呼进吸出法，针完后，很多本来举不起手的肩周炎患者可能就能举起来了。

（3）以脉治脉

以脉治脉也有两种刺法，一种是直接扎在血管上，即刺血疗法，治疗一些重证、热证、急证效果很好。例如，在十二井穴刺血可以治疗中风、昏厥、高热等。治疗中风时大家要有一个意识，就是一中风就在十宣穴，即十指指尖刺血。对于没有学过针灸的人来说，刺十宣穴较为简单；如果懂针灸知识，在十二井穴刺血更好！

委中穴、尺泽穴都是主要的刺血点，它们分别位于肘窝和腘窝。肘窝刺血可以治疗上身的疾病，比如"五十肩"、气喘、心脏病等。腘窝刺血可以治疗下身的疾病，比如坐骨神经痛、腰腿痛、痔疮等。

以脉治脉的另二种刺法就是贴近血管进针。这种刺法是刺在血管旁边，紧贴血管而不损伤血管，不出血。例如，脉会太渊穴常用于一些与血管有关的病变，如无脉症。治疗心脏病的穴位大多贴近血管，例如上臂的地宗穴，脚上的火硬穴、火主穴。因为下面有太冲脉，所以常用脚上的穴来治疗血脉病。

（4）以肉治肉

以肉治肉的刺法是扎在肌肉肥厚的地方。一般来讲，刺浅层的肌肉可以治怕冷、肌挛缩等；刺深层的肌肉或肌肉丰厚的地方，可以治肌肉痛、麻木不仁、肌萎缩。

治疗风寒失调所致的肌痹也可以以肉治肉。比如某一处肌肉僵硬、麻痹，临床上常用合谷、曲池、手三里、足三里及驷马穴治疗。脊髓灰质炎患者的小腿严重萎缩，几乎没有肌肉，走路一拐一拐的，就要扎肌肉多的地方，例如驷马穴就很好，扎肩中也可以，不但能让肌肉长出来，而且能使腿越来越有力。

（5）以皮治皮

以皮治皮的刺法一般是浅刺皮肤来治疗皮肤病变或皮肤感觉障碍。一般常用梅花针轻轻叩刺皮肤，如能稍微见少量血丝则更好。

一般来说，治疗皮肤病大多选用肌肉比较丰厚部位的穴位。突出部位的穴位属阳，凹陷部位的穴位属阴。属阳的就走表，走上面，向上、向外、向表。所以驷马、火腑海、肩中这些肌肉丰厚处的穴位能治气病、阳病、皮肤病。驷马穴治皮肤病很有效，临床常用其治疗顽固性牛皮癣。

2. 以体治脏

又称体脏对应，可分为以皮治肺、以肉治脾、以脉治心、以筋治肝、以骨治肾。

（1）以皮治肺

皮能应肺，治疗一些肺的疾病常常要沿皮透刺。比如治疗痔疮，针刺其门、其角、其正穴，就是在大肠经上沿皮刺。大肠与肺相应，肛门中医又称魄门。

治疗咳嗽气喘，针刺水金、水通穴，也是沿皮刺。咳嗽气喘很多是由感冒造成的，针刺水金、水通沿皮刺。根据太极对应来说，是从支气管的部位沿皮透刺到肺。

三叉三穴治疗感冒有特效。治感冒的时候，一般可以从中央刺进去，因为三叉三穴相当于荥穴的位置，其本身就是治五官病的要穴，而感冒多有五官症状。荥穴本来就能治感冒，效果很好。如果进针的角度稍往上一点，接近皮下，进去以后浮在皮下，从手掌背面可以摸到针，以皮应肺，则治疗的效果更好。

（2）以肉治脾

肉厚处的穴位能补气理气，对应脾脏。例如，治肺的驷马穴在肌肉肥厚的大腿部，它能够健脾与肌肉与脾相应有关。所以临床常用驷马穴治疗肌萎缩、肌无力。驷马穴也是治疗鼻病、呼吸系统疾病的重要穴位。虽言其治肺，其实是健脾生金益肺的结果。

（3）以脉治心

以脉治心，即贴着血管进针或针刺血管，可以治疗心脏病。如上臂的地宗穴能够强心，可治疗冠心病、动脉硬化；脚上的火硬、火主穴亦能强心，可治疗心肌缺血。

刺血法对于心脏病尤为有效，临床上于肘窝、四花中穴、四花外穴刺血，可以治疗心脏病重症。

（4）以筋治肝

以筋治肝，就是说针刺某些筋上的穴位，能治疗肝脏的病变，或肝相关藏象的病变。例如，针刺承山穴可以治疗足部肌肉痉挛，也可以治胃痉挛、痛经。这样就扩展了穴位的主治，使其不仅可以治疗与其对应部位筋的病，而且可以治疗与肝有关的病。

（5）以骨治肾

刺骨应肾，在董氏奇穴里用得最多。例如，灵骨穴贴骨刺能够补肾，治疗肾阴亏虚导致的疾病，如腰痛、足跟痛。妇科穴、还巢穴治疗妇科病都是贴骨刺，因为与补肾有关。下白穴治疗肾绞痛、肾结石有特效，也是这个原理。

（三）三种特效针法

董氏奇穴通常选取 1.5 寸（0.3mm×40mm）的一次性无菌针灸针，进针手法采用正刺、斜刺、皮下刺等。正刺是指垂直于皮肤表面进针，进针后可深刺或浅刺；斜刺是指针体与皮肤表面成 60°、45°或 15°的角度进针；皮下刺是指针体与皮肤表面平行，沿皮进针。上述手法进针后可以留针，亦可不留针；若留针，时间一般为 30 ～ 45 分钟。董氏奇穴不过分强调补泻手法，同一穴位，若针刺方向和进针深度不同，所治疗的病证也不同。下面简单介绍一下董氏奇穴的三种特效针法，即动气针法、倒马针法、牵引针法。

1. 动气针法

动气针法，即针刺后令患者活动患处，视有无效果再决定继续捻针或换针。

动气针法具体操作如下：

（1）先决定针刺穴位。

（2）进针后有酸、麻、胀等感觉时，即为得气。然后一边捻针一边令患者稍微活动患处，若病痛立即减轻，表示针穴处与患处之气已经相引，达到疏导及平衡作用，可停止捻针，视情况留针或出针。

（3）如病程较久，可留针稍久，其间必须捻针数次以行气，或令患者活动患部以引气。

（4）如病在胸腹部，不便活动，可用按摩法或让其深呼吸，使针穴处与患处之气相引，疏导病邪。例如，胸闷、胸痛，针刺内关穴，然后让患者深呼吸，可立即感到心胸舒畅。

动气针法简单实用，且在不明虚实证候前亦可使用，但必须保证病痛部位能自由活动或易于按摩，因此需在患处远端施针。

2. 倒马针法

倒马针法系利用两针或三针并列的方式针刺以加强疗效的一种特殊针法。经外奇穴与十四经穴亦可采用此针法。

此针法亦常与动气针法配合使用，疗效显著。

倒马针法具体操作如下：

（1）先在某一穴位施针（如内关）。

（2）然后取同经邻近穴位再刺一针（如间使或大陵），这样就形成了所谓的倒马针。

（3）在倒马针的基础上可施用补泻手法，也可用动气针法与之配合，加强疗效。

这种邻近两针同时刺入的针法，类似古代的"排针刺法"或"傍针刺法"。"傍针刺者，直刺傍刺各一，以治留痹久居也"，故此种针法尤其适用于久痹久痛。

3. 牵引针法

牵引针法的作用是疏导、平衡，其是取患处对侧远处另一端的穴位与同侧远处另一端的穴位形成相互牵引之态，但不取近处穴位，使其可以"动引其气"。让痛处在两穴中央，两穴相引，必然通过痛点，通则不痛，则可以抑制疼痛而达到治病的目的。该针法效果颇佳，较之动气针法尤有过之而无不及。

牵引针法具体操作如下：

（1）先在健侧远端选取穴位作为治疗针。

（2）再在患侧另一端选取一穴作为牵引针。

（3）然后在两端同时捻针，使两针互相感应。

（4）令患者稍微活动或按摩痛处，再稍微捻针，痛可立止。也有许多患者未行捻针即已痛止，即利用两穴相互感应之动气以止痛。

（5）收效后视情况决定出针或留针。留针期间需频频或定时捻针催气。

此种针法施用简单，效果较好。一般而言，牵引之疏导穴，以取患侧经之荥、输穴为主，此即所谓"荥输治外经"。尤其是治疗痛证，则多以输穴为主，所谓"输主体重节痛"。

（四）董氏奇穴刺血疗法

1. 操作方法

三棱针点刺出血可以治疗久病沉疴和痛证。董氏奇穴刺血疗法通常用三棱针对准针刺部位快速点刺 1 ～ 5 次，进针深度为 3 ～ 7mm，少量出血即可。

2. 注意事项

（1）出血量：刺血的出血量需视病情及体质而定，通常为 5 ～ 50mL，以使新陈代谢旺盛而无损于身体为宜。针刺出血后，通常让其自然出血、自然止血。

（2）治疗频率：两次刺血的间隔时间应根据病情和患者的体质而定。一般来说，急证、实证的间隔时间较短，可间隔 2 ～ 5 天刺血 1 次；缓证、虚证的间隔时间相对较长，如风湿性关节炎、慢性腰腿痛、中风后遗症、癫痫等可间隔 7 ～ 10 天刺血 1 次。

（3）针刺部位：前胸、后背只宜浅刺出血。动脉不宜刺血，易致危险，因此刺血前宜用食指指腹在刺血局部触按，若感觉动脉跳动，务必避开。

3. 禁忌证

（1）血友病患者：因其凝血功能障碍，针刺后易导致出血不止。

（2）怀孕初期（前5个月）的孕妇：因刺血针感较强，剧烈刺激有可能导致流产。但临产前2周委中穴区刺血有助于改变胎位，协助顺产。

（3）新产妇女：因其在生产过程中失血较多，气血亏虚。

（4）经期妇女：因经期女性会流失部分血液，刺血易导致或加重疲乏。

（5）严重静脉曲张者：此类病患针刺后极易出血，若刺血可能导致出血量大；若必须刺血则应选择小静脉并应浅刺，以控制出血量。

（6）醉酒者：因醉酒者中枢神经系统的兴奋和抑制功能紊乱，且血行较速，不宜刺血。

（7）过饥或过于疲倦者：此类患者刺血容易造成晕针。

4. 异常情况处理

（1）若不慎刺中动脉，一定要镇定，迅速用消毒棉球按压针孔。

（2）若遇到晕针，可能是由于患者过度紧张，或空腹饥饿，或劳累疲倦，应立刻停针，让患者静卧休息，给予温开水或糖水；若症状较重者，可针刺人中、素髎、内关、涌泉等穴，或温灸百会、气海、关元等穴，至患者恢复知觉，症状消退。

第二章

痛证

第一节　头与四肢痛

头痛

（一）前头痛

1. 天皇（1.5），火菊（1.5）。

（说明：针方中穴位后面括号中的数字表示用针的尺寸；未标注双侧取穴的，均为单侧取穴，下同）

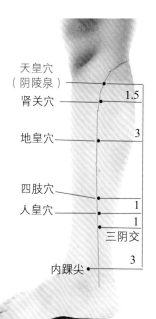

天皇穴
（阴陵泉）
肾关穴 —— 1.5
地皇穴 —— 3
四肢穴 —— 1
人皇穴 —— 1
三阴交
内踝尖 —— 3

图 2-1

火散穴 1　火连穴 1.5
火菊穴　　海豹穴

图 2-2

2. 五虎一（0.5），五虎三（0.5）。

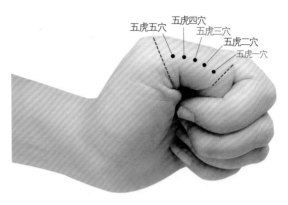

五虎五穴　五虎四穴
五虎三穴
五虎二穴
五虎一穴

图 2-3

（二）偏头痛

1. 中九里（1.5），七里（1.5）。

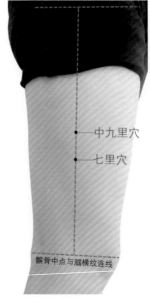

中九里穴
七里穴

髌骨中点与腘横纹连线

图 2-4

2. 侧三里（1.5），侧下三里（1.5）。

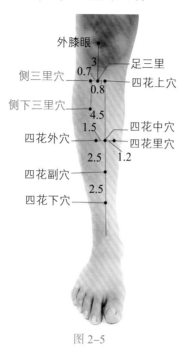

外膝眼

3

足三里

0.7

侧三里穴

四花上穴

0.8

侧下三里穴

4.5

1.5

四花中穴

四花外穴

四花里穴

2.5

1.2

四花副穴

2.5

四花下穴

图 2-5

（三）太阳穴疼痛

门金（1.5）。

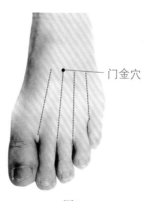

门金穴

图 2-6

（四）后头痛

1. 正筋（1.5），正宗（1.5）。

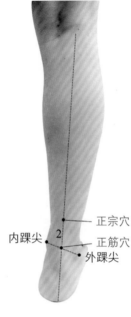

图 2-7

2. 后溪（1.5），束骨（1.5）。

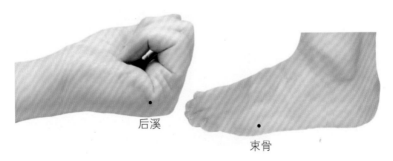

图 2-8　　　　　　　　图 2-9

（五）颠顶痛

太冲透涌泉（1.5）。

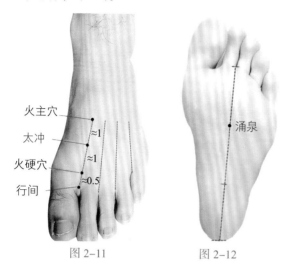

火主穴
太冲
火硬穴
行间
≈1
≈1
≈0.5
涌泉

图 2-11　　　　　　图 2-12

（六）全头痛

1. 大白（1.5），三叉三（1.5）。

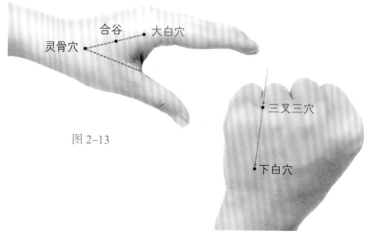

合谷　大白穴
灵骨穴
三叉三穴
下白穴

图 2-13

图 2-14

2. 侧三里（1.5），侧下三里（1.5），肾关（1.5）。

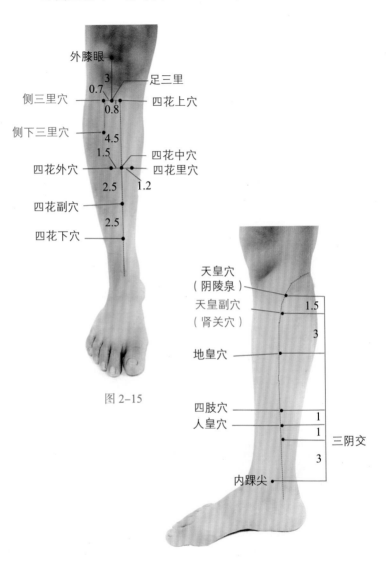

图 2-15

图 2-16

二 颧骨疼痛

1. 一重（1.5），二重（1.5），三重（1.5）。

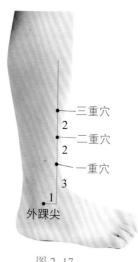

三重穴
2
二重穴
2
一重穴
3
1
外踝尖

图 2-17

2. 侧三里（1.5），侧下三里（1.5）。（图 2-15）

三 三叉神经痛

1. 后溪（1.5），大白（1.5）。

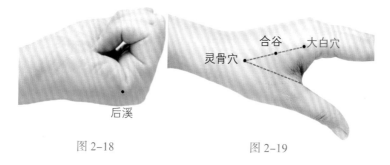

后溪

灵骨穴　合谷　大白穴

图 2-18　　　　图 2-19

2. 侧三里（1.5），侧下三里（1.5）。

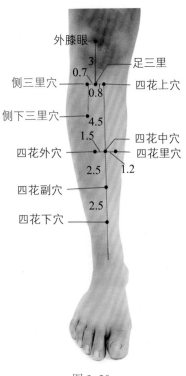

外膝眼
足三里
3
0.7
侧三里穴
四花上穴
0.8
侧下三里穴
4.5
1.5
四花中穴
四花外穴
四花里穴
2.5
1.2
四花副穴
2.5
四花下穴

图 2-20

四　　耳痛

1. 侧三里（1.5），侧下三里（1.5）。（图 2-20）

2. 中九里（3），七里（3），听宫（1），听会（1）。

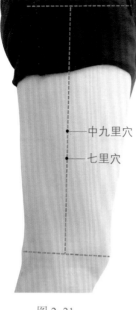

——中九里穴

——七里穴

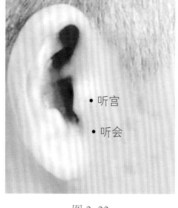

听宫

听会

图 2-21   图 2-22

五   项痛

1. 后溪（1.5），束骨（1.5）。（《灵枢·杂病》曰："项痛不可俯仰刺足太阳；不可以顾，刺手太阳。"）

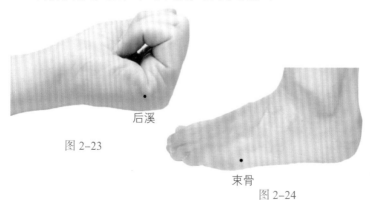

后溪

图 2-23

束骨

图 2-24

2. 正筋（1.5），正宗（1.5）。

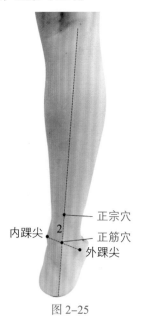

图 2-25

六	落枕

1. 重子（1），重仙（1）。

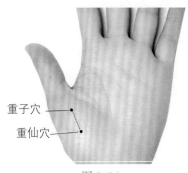

图 2-26

2. 正筋（1.5），正宗（1.5）。（图 2-25）

3. 后溪（1.5），束骨（1.5）。（图 2-23、2-24）

七　颈肩痛

1. 重子（1），重仙（1）。（图 2-26）

2. 正筋（1.5），正宗（1.5）。（图 2-25）

3. 后溪（1.5），束骨（1.5）。（图 2-23、2-24）

八　肩周炎

1. 重子（1），重仙（1）。（图 2-26）

2. 肾关（1.5），阳陵泉（1.5）。

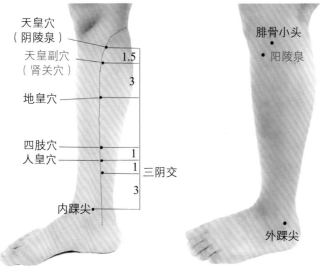

图 2-27　　　　　　　　图 2-28

九　肩关节扭伤

1. 肾关（1.5），阳陵泉（1.5）。（图 2-27、2-28）

2. 足千金（1.5），足五金（1.5）。

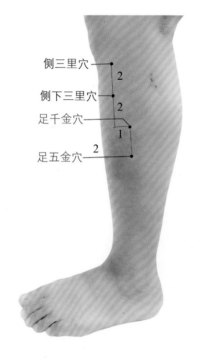

侧三里穴
侧下三里穴
足千金穴
足五金穴

图 2-29

十　肩痛

1. 肾关（1.5），阳陵泉（1.5）。（图 2-27、2-28）

2. 足千金（1.5），足五金（1.5）。（图 2-29）

十一 肩峰痛

1. 肾关（1.5），阳陵泉（1.5）。（图 2-27、2-28）

2. 足千金（1.5），足五金（1.5）。（图 2-29）

十二 上臂痛

1. 中九里（1.5），七里（1.5）。

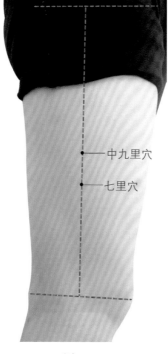

中九里穴

七里穴

图 2-30

2. 侧三里（1.5），侧下三里（1.5）。

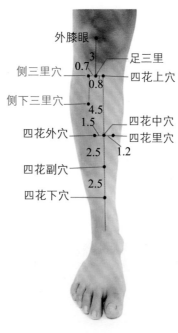

图 2-31

十三　肘关节痛

1. 健侧曲后（1.5），火腑海（1.5），患侧灵骨（1.5）。

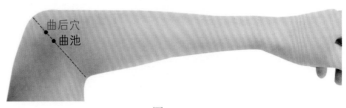

图 2-32

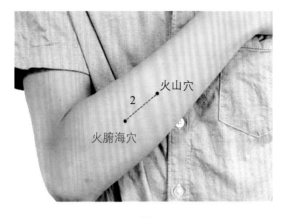

火山穴

2

火腑海穴

图 2-33

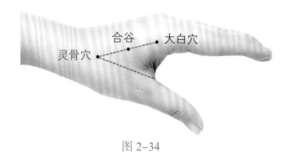

合谷 大白穴

灵骨穴

图 2-34

2. 健侧侧三里（1.5），侧下三里（1.5）。（图 2-31）

十四　前臂痛

侧三里（1.5），侧下三里（1.5）。（图 2-31）

十五　　手部疼痛

1. 侧三里（1.5），侧下三里（1.5）。（图 2-31）
2. 五虎一（0.5），五虎二（0.5）。

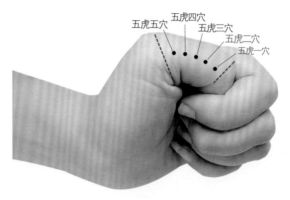

五虎五穴　五虎四穴　五虎三穴　五虎二穴　五虎一穴

图 2-35

十六　　腕关节痛

1. 侧三里（1.5），侧下三里（1.5）。（图 2-31）
2. 五虎一（0.5），五虎二（0.5）。（图 2-35）

十七　　桡骨茎突腱鞘炎

1. 侧三里（1.5），侧下三里（1.5）。（图 2-31）
2. 五虎一（0.5），五虎二（0.5）。（图 2-35）

十八　指关节痛

1. 侧三里（1.5），侧下三里（1.5）。（图2-31）

2. 五虎一（0.5），五虎二（0.5）。（图3-25）

十九　食指痛

1. 侧三里（1.5），侧下三里（1.5）。（图2-31）

2. 五虎一（0.5），五虎二（0.5）。（图2-35）

二十　扳机指

1. 侧三里（1.5），侧下三里（1.5）。（图2-31）

2. 五虎一（0.5），五虎二（0.5）。（图2-35）

二十一　坐骨神经痛

1. 灵骨（1.5），大白（1.5）。

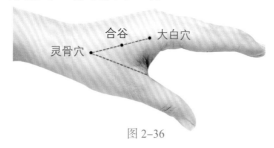

图2-36

2. 鼻翼（0.5），三叉三（1.5）。

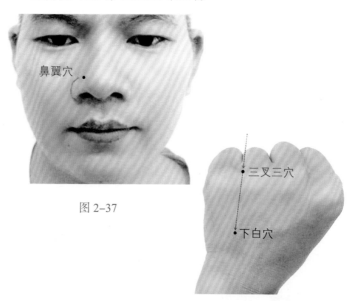

鼻翼穴

图 2-37

三叉三穴

下白穴

图 2-38

3. 委中穴上、下 3 寸区视青筋刺血。

注：视病处循经加牵引针。

太阳经痛加束骨（1.5）。

少阳经痛加水曲（1.5）。

阳明经痛加门金（1.5）。

厥阴经痛加火硬（1.5）。

太阴经痛加火连（1.5）。

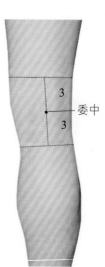

3

委中

3

图 2-39

二十二　大腿痛

1. 灵骨（1.5），大白（1.5）。（图2-36）
2. 三叉三（1.5）。（图2-38）

二十三　腿冷痛

1. 灵骨（1.5），大白（1.5）。（图2-36）
2. 三叉三（1.5）。（图2-38）
3. 木火（0.5）。

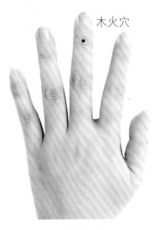

木火穴

图2-40

二十四　腿酸痛

1. 灵骨（1.5），大白（1.5）。（图2-36）
2. 三叉三（1.5）。（图2-38）

二十五　膝痛

1. 心门（1.5），火主（1.5）。

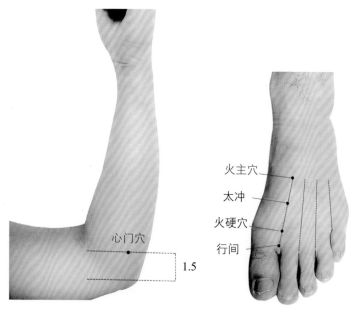

图 2-41

图 2-42

2. 内关（1.5），间使（1.5），太冲（1.5）。

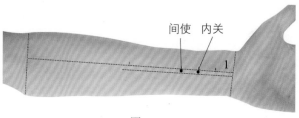

图 2-43

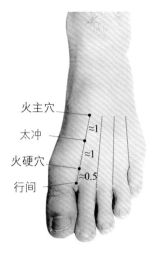

火主穴
太冲
火硬穴
行间

≈1
≈1
≈0.5

图 2-44

3. 健侧肩中（1.5），患侧火主（1.5）（图 2-42）。

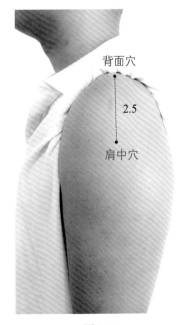

背面穴

2.5

肩中穴

图 2-45

4.三金（金斗、金吉、金陵）区按痛点点刺，对陈旧性膝痛有特效。

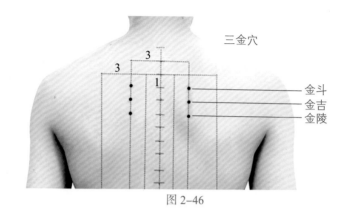

三金穴

金斗
金吉
金陵

图 2–46

二十六　小腿胀痛

1.肝门（1.5）。

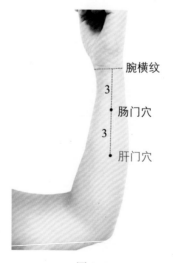

腕横纹

3

肠门穴

3

肝门穴

图 2–47

2. 次白（1）。

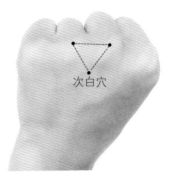

次白穴

图 2-48

二十七　脚踝扭伤

1. 小节（1.5）。

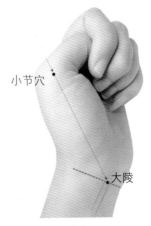

小节穴

大陵

图 2-49

2. 委中上、下 3 寸区视青筋刺血。

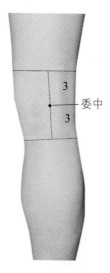

图 2-50

二十八　足趾痛

五虎二（0.5），五虎三（0.5）。

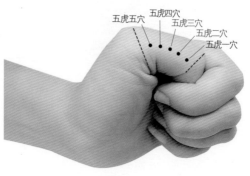

图 2-51

二十九　足跟痛

1. 灵骨（1.5），正会（1.5），后会（1.5）。

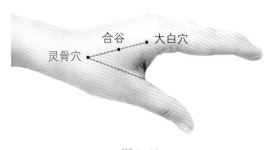

图 2-52

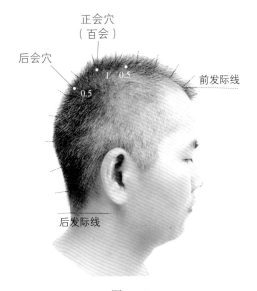

图 2-53

2. 委中上、下 3 寸区视青筋刺血。

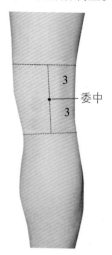

图 2-54

第二节 · 胸腹痛

一 乳房胀痛

1. 内关（1.5），间使（1.5）。

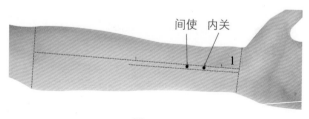

图 2-55

2.驷马上（3），驷马中（3），驷马下（3）。

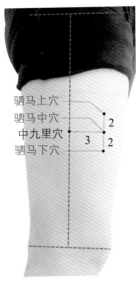

驷马上穴
驷马中穴 —— 2
中九里穴 —— 3 —— 2
驷马下穴

图 2-56

二　胸痹心痛

1.内关（1.5），间使（1.5）。
（图 2-55）

2.火主（1.5），火硬（1.5）。

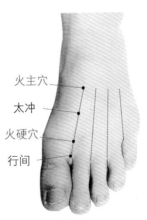

火主穴
太冲
火硬穴
行间

图 2-57

三　心周痛

健侧支沟（1.5），阳陵泉（1.5）。

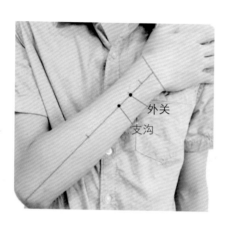

图 2-58

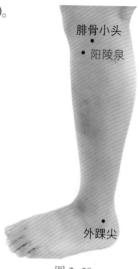

腓骨小头
阳陵泉
外踝尖

图 2-59

四　胸腹痛（两侧）

健侧支沟（1.5）（图 2-58），阳陵泉（1.5）（图 2-59）。

五　外伤所致胸痛

1. 内关（1.5），间使（1.5）。（图 2-55）

2. 火主（1.5），火硬（1.5）。（图 2-57）

| 六 | 胸腹痛（正中） |

1. 内关（1.5），间使（1.5）。（图2-55）
2. 火主（1.5），火硬（1.5）。（图2-57）

| 七 | 胁肋痛 |

1. 支沟（1.5），阳陵泉（1.5）。（图2-58、2-59）
2. 驷马上（3），驷马中（3），驷马下（3）。（图2-56）

| 八 | 胃痛 |

1. 足三里（1.5），门金（1.5）。

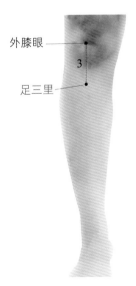

外膝眼

3

足三里

图2-60

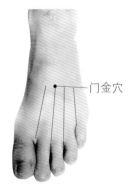

门金穴

图2-61

2. 内关（1.5），间使（1.5）。

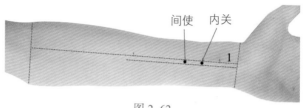

图 2-62

3. 急性胃痛加梁丘（1.5）。

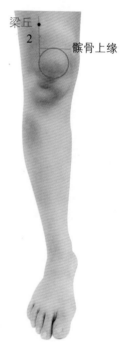

图 2-63

4. 慢性胃痛加土水穴（1.5）。

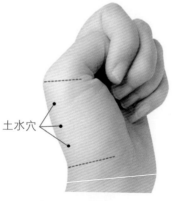

图 2-64

九　腹痛

1.内关（1.5），足三里（1.5），公孙（1.5），梁丘
（1.5）。

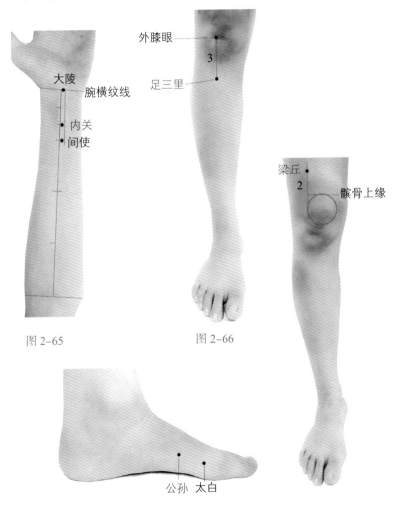

图 2-65　　　　　图 2-66

图 2-67　　　　　图 2-68

2.门金（1.5），四花上（1.5），火菊（1.5）。

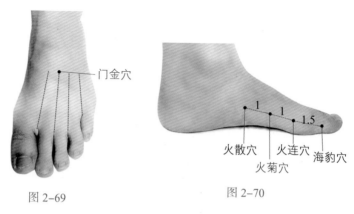

图 2-69

图 2-70

门金穴

火散穴 火连穴 海豹穴

火菊穴

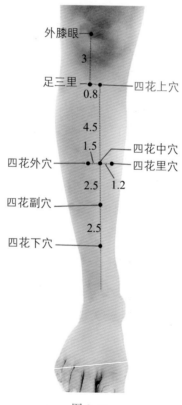

外膝眼

3

足三里 —— 四花上穴

0.8

4.5

1.5

四花外穴 —— —— 四花中穴

—— 四花里穴

2.5 1.2

四花副穴 ——

2.5

四花下穴 ——

图 2-71

十　脐周痛

足三里（1.5），三阴交（1.5），门金（1.5）（图2-69）。

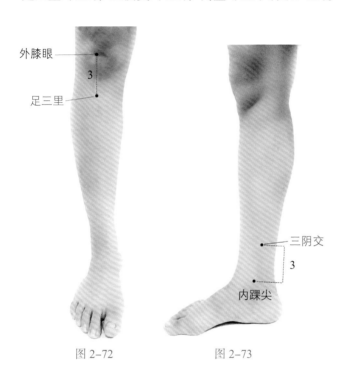

图2-72　　　　　　　　图2-73

十一　腹部绞痛

足三里（1.5），三阴交（1.5），门金（1.5）。（图2-69、
2-72、2-73）

十二　　小腹痛

1.门金（1.5），火菊（1.5）。（图 2-69、2-70）

2.内关（1.5），三阴交（1.5）（图 2-73）。

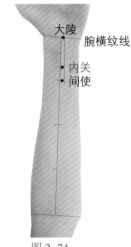

大陵
腕横纹线
内关
间使

图 2-74

十三　　下腹胀痛

1.三阴交（1.5）（图 2-73），
门金（1.5）（图 2-69），肠门
（1.5）。

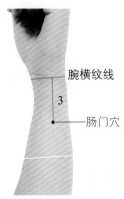

腕横纹线

3

肠门穴

图 2-75

第三节·腰背痛

一　背痛

1. 重子（1），重仙（1）。

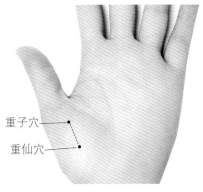

图 2-76

2. 正士（1.5），搏球（1.5）。

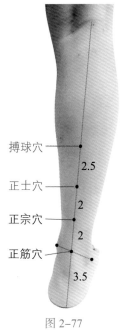

图 2-77

3. 驷马上（3），驷马中（3），
驷马下（3）。

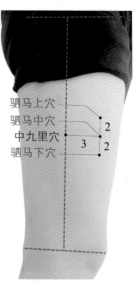

图 2-78

二　肩背痛

1. 重子（1），重仙（1）。
（图 2-76）

2. 正筋（1.5），正宗（1.5）。

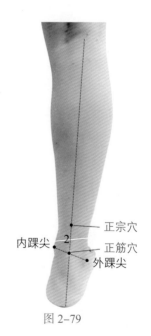

图 2-79

三　背连下腿痛

马快水（1）。

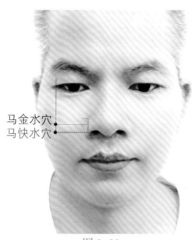

马金水穴
马快水穴

图 2-80

四　脊椎中央痛

1. 正筋（1.5），正宗（1.5）。（图 2-79）

2. 后溪（1.5），束骨（1.5）。

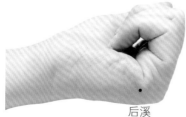

后溪

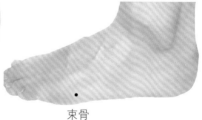

束骨

图 2-81　　　　　　　图 2-82

五　　脊椎压痛

1. 后溪（1.5），束骨（1.5）。（图2-81、2-82）

2. 灵骨（1.5），大白（1.5），中白（1），下白（1）。

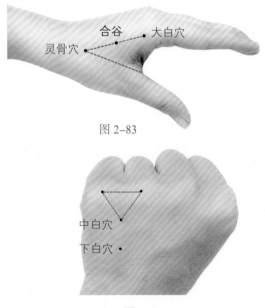

图 2-83

图 2-84

六　　脊椎扭挫伤

1. 后溪（1.5），束骨（1.5）。（图2-81、2-82）

2. 灵骨（1.5），大白（1.5），中白（1），下白（1）。（图 2-83、2-84）

七 慢性腰痛

1. 灵骨（1.5），大白（1.5），中白（1），下白（1）。
（图 2-83、2-84）

2. 中白（1），心门（1.5）。

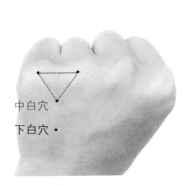

中白穴

下白穴·

图 2-85

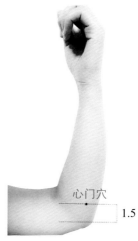

心门穴

1.5

图 2-86

3. 后溪（1.5），束骨（1.5）。

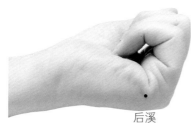

后溪

图 2-87

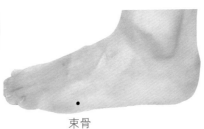

束骨

图 2-88

4. 委中上、下 3 寸区视青筋刺血。

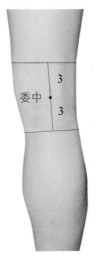

图 2-89

八　肾虚腰痛

1. 水金（1.5），水通（1.5），水金透水通。

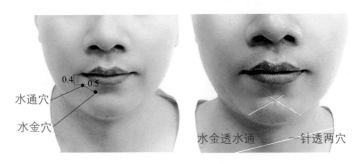

图 2-90

2. 马金水（1），马快水（1）。

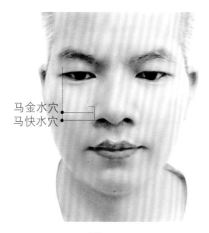

图 2-91.

九　闪腰岔气

1. 水金（1.5），水通（1.5）。（图 2-90）

2. 灵骨（1.5），大白（1.5），中白（1），下白（1）。

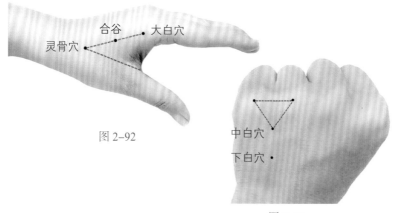

图 2-92

图 2-93

3. 二角明（0.5）。

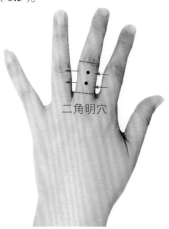

二角明穴

图 2-94

✚ 尾骨痛

正会（1.5），后会（1.5），心门（1.5）。

正会穴
（百会）

后会穴

前发际线

后发际线

心门穴

1.5

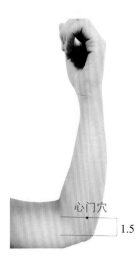

图 2-95   图 2-96

第三章

脏腑疾病

第一节·肺部疾病

一　感冒

1. 三叉三（1.5），土水（1.5）。

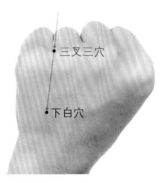

三叉三穴

下白穴

图 3-1

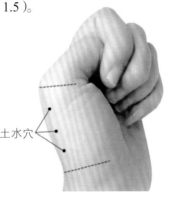

土水穴

图 3-2

2. 三叉三（1.5）（图 3-1）；木穴（0.5），感冒流涕效穴。

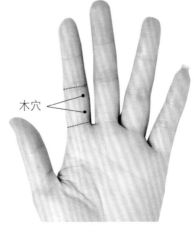

木穴

图 3-3

二　　发热

1. 大白刺血（小儿尤佳）。

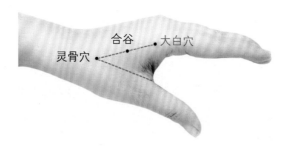

图 3-4

2. 三叉三（1.5）；大白（1.5），治疗外感头痛。

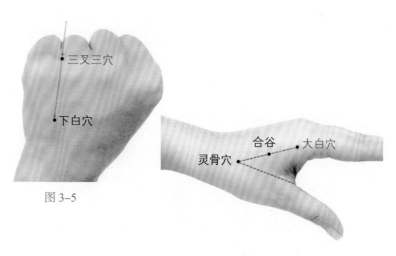

图 3-5

图 3-6

3. 三叉三（1.5）；土水（1.5），治疗外感咳嗽、咽喉痛。

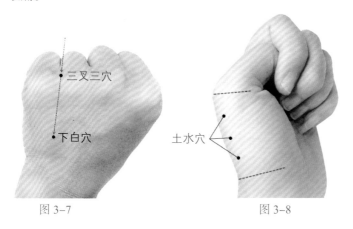

三叉三穴

下白穴

土水穴

图 3-7　　　　　　　　　　图 3-8

4. 背部五岭穴按痛点放血。

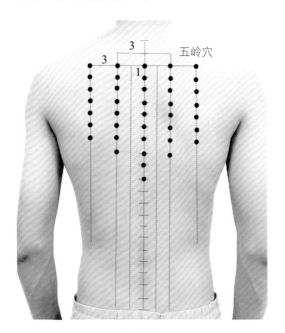

3

3

五岭穴

1

图 3-9

5.少商、中商、老商、商阳穴刺血，严重者大椎穴刺血。

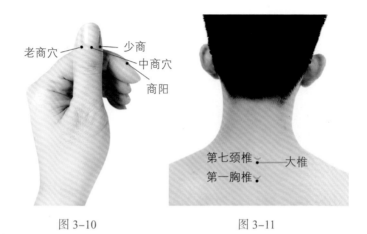

图 3-10　　　　　　　图 3-11

三　咳嗽

1.水金透水通（1.5）。

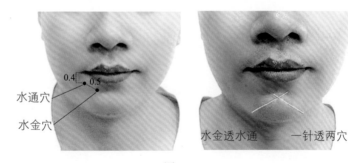

图 3-12

2. 三叉三（1.5），土水（1.5）。

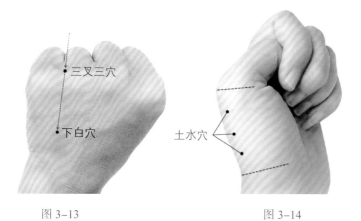

三叉三穴

下白穴

土水穴

图 3-13　　　　　　　　图 3-14

3. 曲陵（1.5），土水（1.5）。

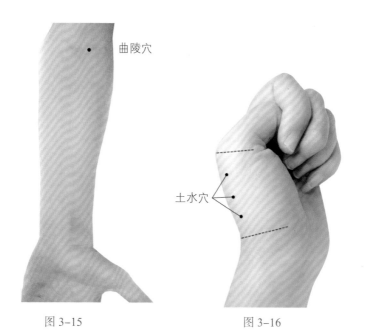

曲陵穴

土水穴

图 3-15　　　　　　　　图 3-16

4.老年慢性支气管炎患者，宜加取肾关（3）、灵骨（1.5）两穴。

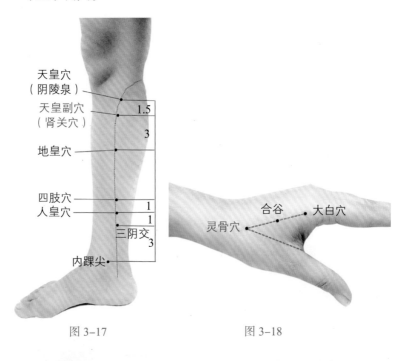

图 3-17 　　　　　　　　　　图 3-18

四　气喘

1.水金透水通（1.5）。

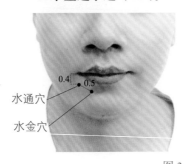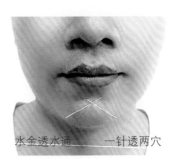

图 3-19

2. 重子（1），重仙（1），土水（1.5）。

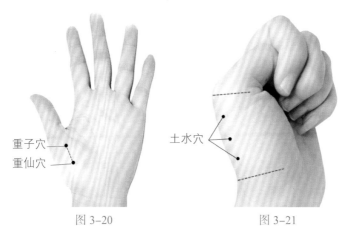

重子穴
重仙穴

土水穴

图 3-20   图 3-21

五　肺炎

1. 重子（1），重仙（1）。（图 3-20）

2. 肩中（1.5），驷马上、中、下穴（1.5）。

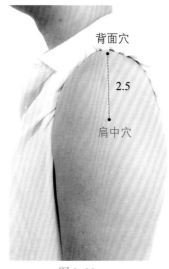

背面穴

2.5

肩中穴

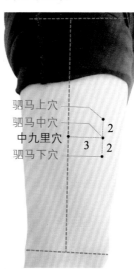

驷马上穴
驷马中穴
中九里穴
驷马下穴

2
3
2

图 3-22   图 3-23

3. 三叉三（1.5），土水（1.5）。

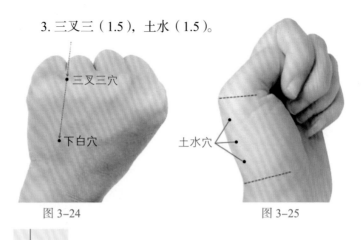

三叉三穴

下白穴

图 3-24

土水穴

图 3-25

● 第二节 · 心脑疾病

一　胸痹

1. 通关（1.5），通山（1.5），通天（1.5）。

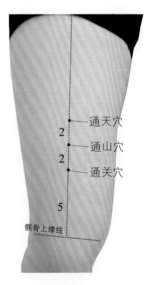

2 ——通天穴

2 ——通山穴

——通关穴

5

髌骨上缘线

图 3-26

2. 内关（1.5），间使（1.5）。

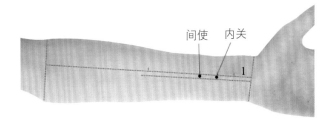

图 3–27

3. 火主（1.5），火硬（1）。

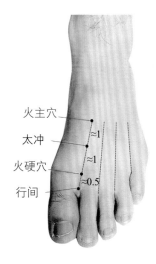

图 3–28

4. 心门（1.5），足三里（3）。

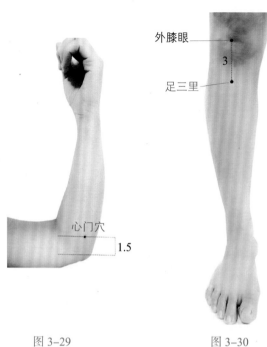

外膝眼

3

足三里

心门穴

1.5

图 3-29　　　　　　　　图 3-30

二　　心肌缺血

内关（1.5），间使（1.5），火主（1.5），火硬（1），足三里（3）。（图 3-27、3-28、3-30）

三　　真心痛

1. 火主（1.5），火硬（1）。（图 3-28）

2. 通关（1.5），通山（1.5），通天（1.5）。（图 3-26）

3. 右侧内关（1.5），间使（1.5），足三里（3）。（图 3-27、3-30）

4. 心门（1.5），足三里（3）。（图 3-29、3-30）

5. 火包穴点刺出血。

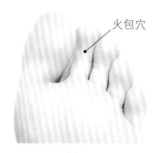

图 3-31

6. 肘弯区（尺泽穴上、下 2 寸处）视青筋点刺出血。

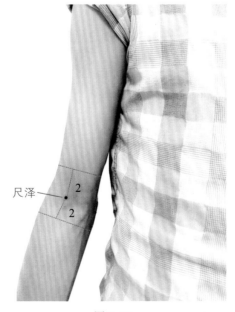

图 3-32

四　胸闷

内关（1.5），间使（1.5），火主（1.5），火硬（1），足三里（3）。（图 3-27、3-28、3-30）

五　心悸

内关（1.5），间使（1.5），心常（0.5）。

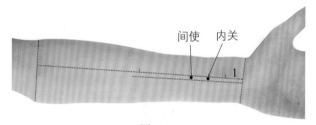

图 3-33

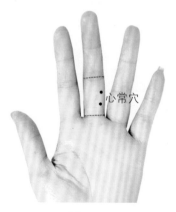

图 3-34

六 心律失常

内关（1.5），间使（1.5），心常（0.5）。（图3-33、3-34）

七 冠心病

1.四花中、四花外阳明区（足三里至四花下所覆盖的区域）视青筋刺血。

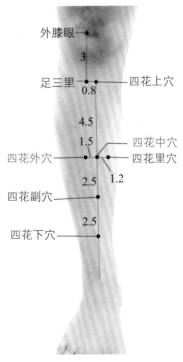

外膝眼

3

足三里 —— 四花上穴
0.8

4.5

1.5
四花外穴 四花中穴
四花里穴
1.2

2.5
四花副穴

2.5
四花下穴

图3-35

2.肘弯区（尺泽穴上、下2寸）、腘窝区（委中穴上、下3寸）视青筋刺血。

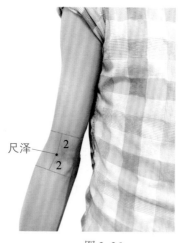

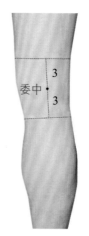

图 3-36

图 3-37

3.五岭穴按痛点围刺刺血。

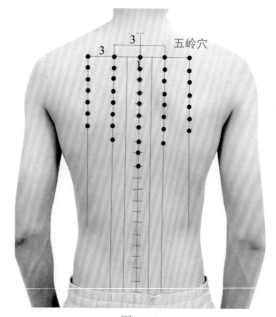

图 3-38

4. 一重（1.5），二重（1.5），三重（1.5），曲池（1.5），灵骨（1.5），大白（1.5）。

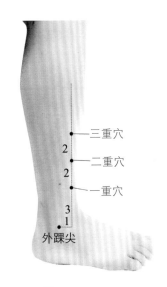

图 3-39

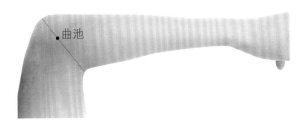

图 3-40

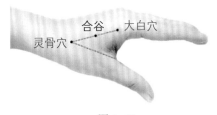

图 3-41

1. 天皇（1.5），地皇（1.5），人皇（1.5），镇静（1.5）。

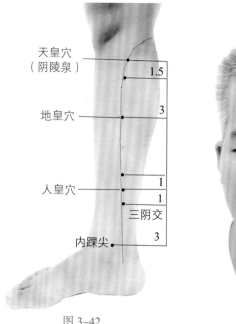

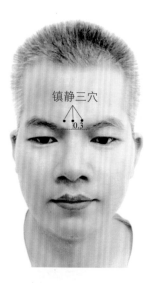

图 3-42

图 3-43

2. 间谷（1.5），中九里（3）。

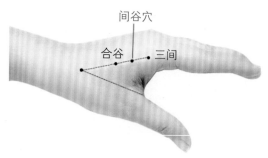

图 3-44

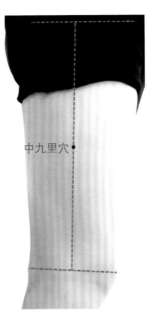

图 3-45

3. 耳尖刺血。

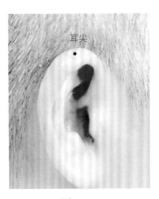

图 3-46

1.肾关（3），上瘤（1.5），腕顺一（1.5），腕顺二（1.5）。

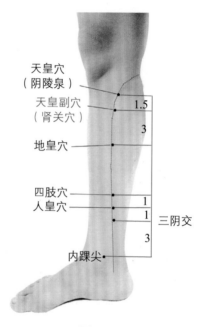

图 3-47

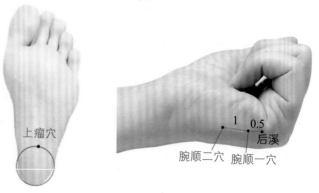

图 3-48　　　　　　　图 3-49

2. 火枝（1.5），火全（1.5），肾关（3）（图 3-47）。

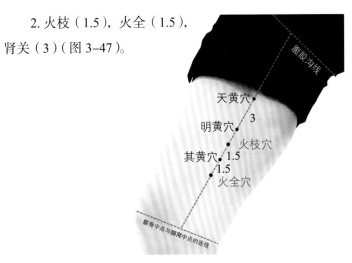

腹股沟线

天黄穴

3

明黄穴

火枝穴

其黄穴　1.5

1.5

火全穴

髌骨中点与腘窝中点的连线

图 3-50

✚　精神疾病

肾关（3），镇静（1.5），正本（1.5），正会（1.5），火膝（0.5）。

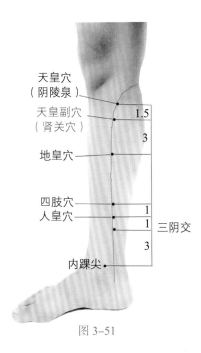

天皇穴
（阴陵泉）

天皇副穴　1.5
（肾关穴）

3

地皇穴

四肢穴　1

人皇穴　1

三阴交

3

内踝尖

图 3-51

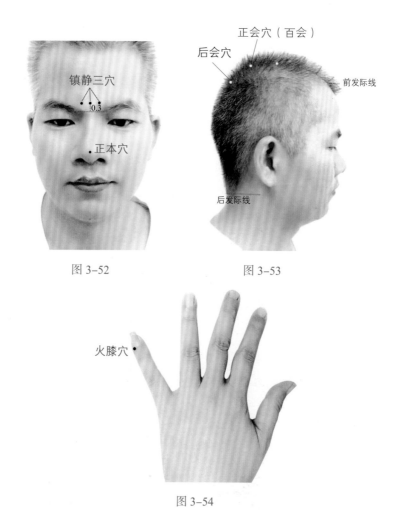

图 3-52

图 3-53

图 3-54

十一　高血压

1. 双侧合谷（1.5），曲池（1.5），丰隆（1.5）。

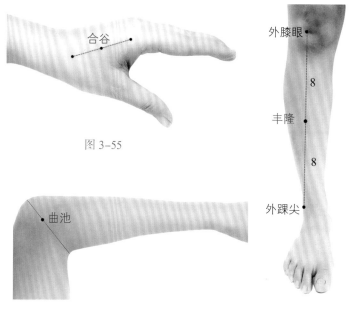

图 3-55

图 3-56

图 3-57

2. 火连（1.5），火菊（1.5），火散（1.5），双侧取穴。

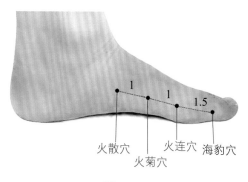

图 3-58

3. 火主（1.5），火硬（1），双侧取穴。

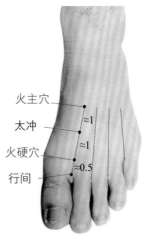

火主穴
太冲 ≈1
≈1
火硬穴
≈0.5
行间

图 3-59

4. 一重（1.5），二重（1.5），三重（1.5），双侧取穴。

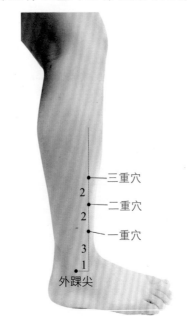

三重穴
2
二重穴
2
一重穴
3
1
外踝尖

图 3-60

5. 四花中、四花外阳明区视青筋刺血。

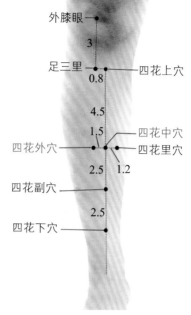

外膝眼

3

足三里　　　　　四花上穴
0.8

4.5

1.5　　　四花中穴
四花外穴　　　　　　四花里穴

2.5　　1.2

四花副穴

2.5

四花下穴

图 3-61

6. 肘窝区（尺泽穴上、下 2 寸）、腘窝区（委中穴上、下 3 寸）视青筋刺血，每 15 ～ 20 日放血 1 次，每次放血量 20 ～ 50mL。

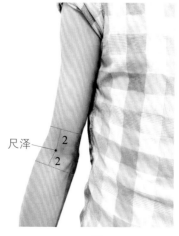

尺泽

2

2

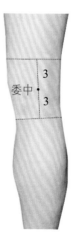

委中

3

3

图 3-62　　　　　　　　图 3-63

7. 五岭穴区按痛点刺血。

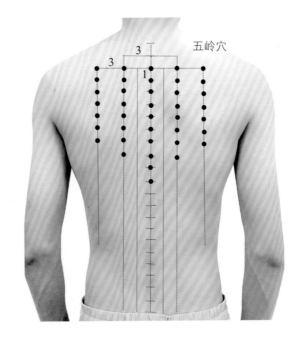

图 3-64

8. 耳尖刺血，每 10 日放血 1 次，每次放血量 3 ～ 5mL。

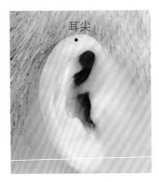

图 3-65

十二　中风昏迷

1. 十宣、三商刺血。

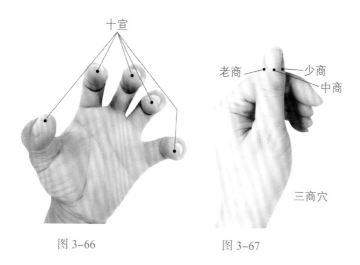

图 3-66　　　　　　　　图 3-67

2. 人中（1），内关（1.5），涌泉（1.5），太冲（1.5）。

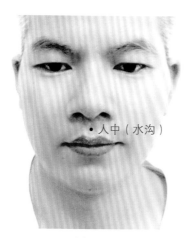

图 3-68

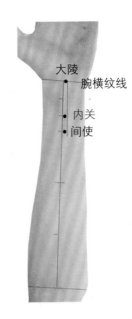

图 3-69

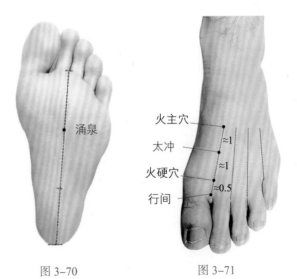

图 3-70　　　　　图 3-71

3. 灵骨（1.5），大白（1.5），合谷（1.5），足三里（3）。

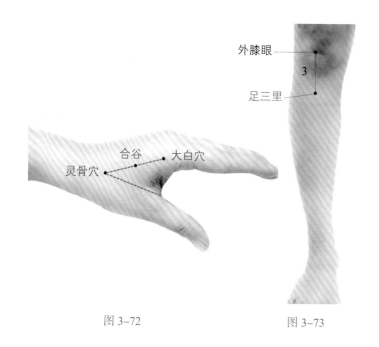

图 3-72　　　　　　　　　图 3-73

十三　中风半身不遂

1. 灵骨（1.5），大白（1.5），重子（1），重仙（1），木火（0.5），百会（1.5）。

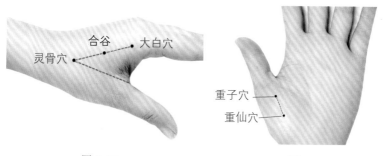

图 3-74　　　　　　　　　图 3-75

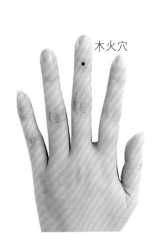

木火穴

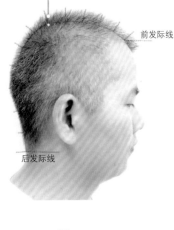

正会穴（百会）

前发际线

后发际线

图 3-76　　　　　　　　　图 3-77

2.灵骨（1.5）（图 3-74），大白（1.5）（图 3-74），重子（1）（图 3-75），重仙（1）（图 3-75），内关（1.5），间使（1.5）。

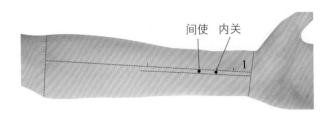

间使　内关

1

图 3-78

3. 一重（1.5），二重（1.5），三重（1.5），火主（1.5），火硬（1），中九里（3），七里（3）。

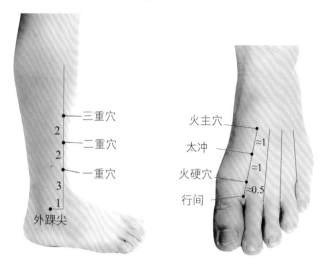

图 3-79　　　　　　　　图 3-80

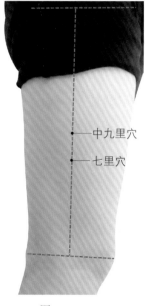

图 3-81

十四　　中风舌强不语

总枢穴刺血，水金（1.5），水通（1.5）。

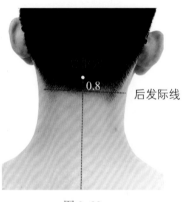

后发际线

图 3-82

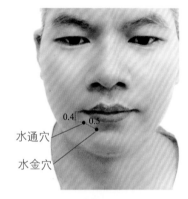

水通穴

水金穴

图 3-83

十五　　中风手足拘挛

1. 重子（1.5），重仙（1.5）。

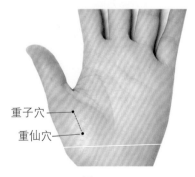

重子穴

重仙穴

图 3-84

2. 大白（1.5），后溪（1.5）。

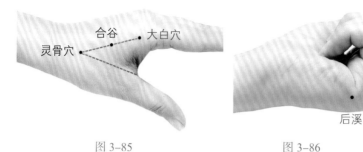

图 3-85

图 3-86

十六　帕金森病

1. 肾关（3），复溜（1.5），明黄（3）。

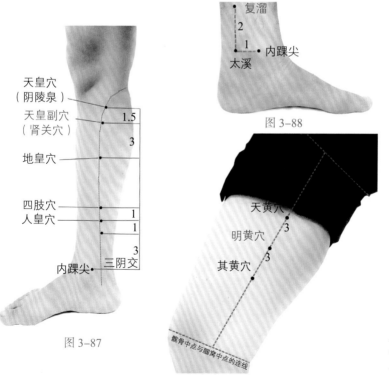

图 3-88

图 3-87

图 3-89

● 第三节 · 脾胃疾病

一 胃病

1.四花上、四花中、四花外阳明区视青筋刺血，治疗慢性胃病效果显著。

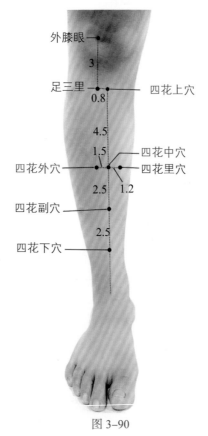

图 3-90

2.内关（1.5），足三里（1.5），梁丘（1.5）（急性胃痛效穴）。

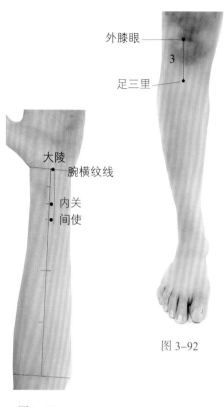

图 3-91

图 3-92

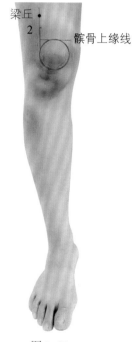

图 3-93

3. 土水（1.5），足三里（1.5）。

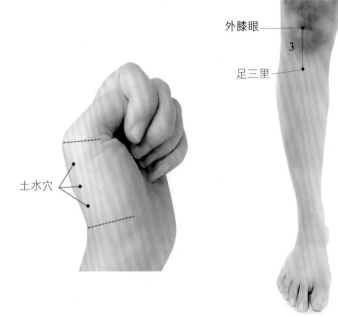

外膝眼

3

足三里

土水穴

图 3-94　　　　　　　　　图 3-95

4. 右侧门金（1.5），足三里（1.5），内关（1.5）。

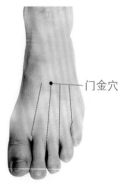

门金穴

图 3-96

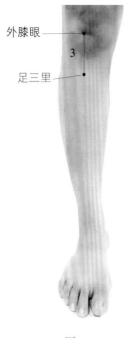

外膝眼

3

足三里

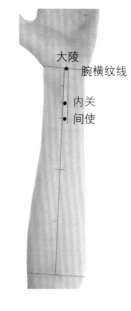

大陵

腕横纹线

内关
间使

图 3-97　　　　　　　　图 3-98

二　胃炎

足三里（1.5），梁丘（1.5），门金（1.5），土水（1.5）。
（图 3-92、3-93、3-94、3-96）

三　反酸

足三里（1.5），梁丘（1.5），门金（1.5），土水（1.5）。
（图 3-92、3-93、3-94、3-96）

四　反胃

1.天皇（3），肾关（3）。

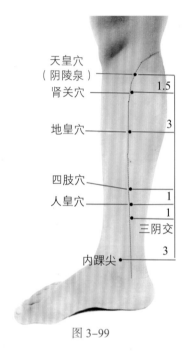

天皇穴
（阴陵泉）

肾关穴

1.5

地皇穴

3

四肢穴

人皇穴

1

1

三阴交

3

内踝尖

图 3-99

2.内关（1.5），间使（1.5），土水（1.5）。

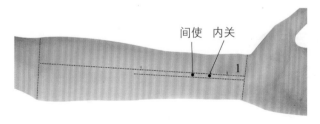

间使　内关

1

图 3-100

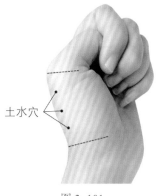

土水穴

图 3-101

五　消化性溃疡

内关（1.5），间使（1.5），土水（1.5）。（图 3-100、3-101）

六　食欲不振

内关（1.5），间使（1.5），土水穴（1.5）。（图 3-100、3-101）

七　呕吐

1.总枢穴区刺血。

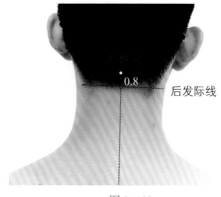

图 3-102

2. 内关（1.5），曲池（1.5）。

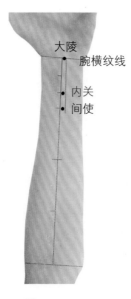

图 3-103

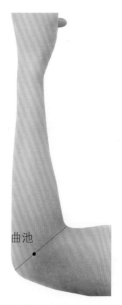

图 3-104

八　急性胃肠炎

1. 肘窝区（尺泽穴上、下 2 寸）、腘窝区（委中穴上、下 3 寸）视青筋刺血。

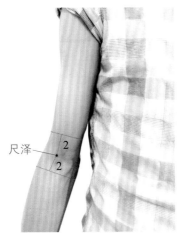

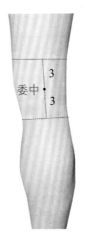

图 3-105　　　　　　　　图 3-106

2. 肠门（1.5），门金（1.5）。

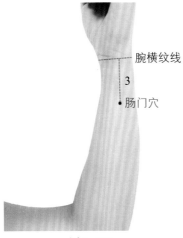

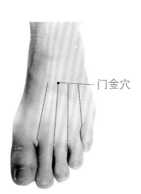

图 3-107　　　　　　　　图 3-108

第四节·肝胆疾病

一　黄疸

1. 肝门（1.5），肠门（1.5），天黄（3），明黄（3），其黄（3）。

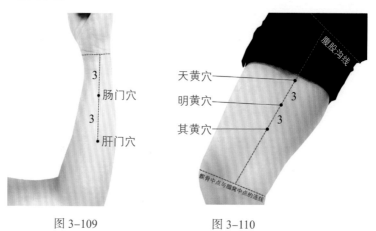

图 3-109　　　　　　　　　图 3-110

2. 腕顺二（1.5）。

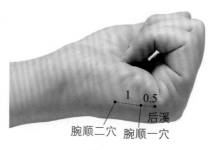

图 3-111

二　肝炎

1.肝门（1.5），肠门（1.5），天黄（3），明黄（3），其黄（3），火主（1.5），火硬（1）。

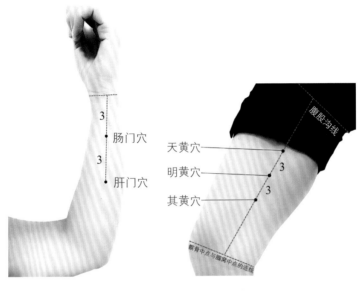

图 3-112　　　　　　　　　　图 3-113

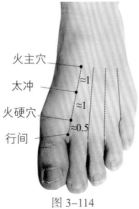

图 3-114

2.左侧足三里（3），中九里（3），七里（3）。

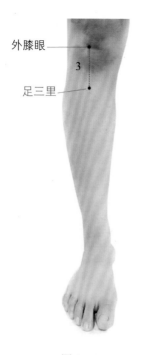

外膝眼

3

足三里

图 3-115

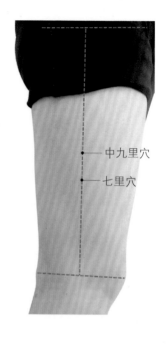

中九里穴

七里穴

图 3-116

三　肝硬化

1.天黄（3）（图3-113），明黄（3）（图3-113），其黄（3）（图3-113），火主（1.5）（图3-114），火硬（1）（图3-114），肝门（1.5）（图3-112），天皇（3），地皇（3），人皇（1.5）。

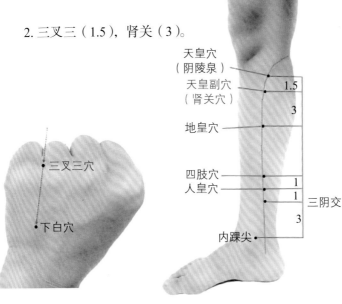

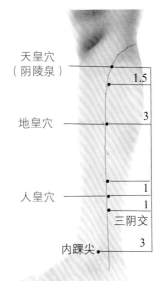

天皇穴
（阴陵泉）

地皇穴

人皇穴

内踝尖

1.5
3
1
1
三阴交
3

图 3–117

2. 三叉三（1.5），肾关（3）。

三叉三穴

下白穴

图 3–118

天皇穴
（阴陵泉）

天皇副穴
（肾关穴）

地皇穴

四肢穴
人皇穴

内踝尖

1.5
3
1
1
三阴交
3

图 3–119

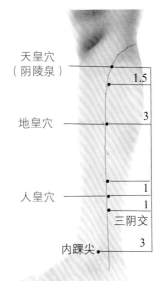

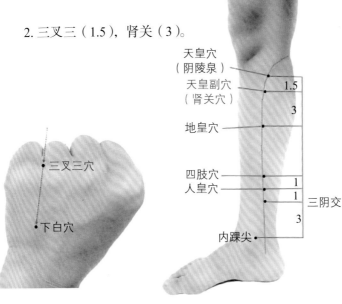

四　　胆囊炎

阳陵泉（3），胆囊（3），中九里（3），七里（3）。

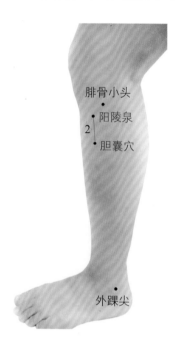

图 3-120

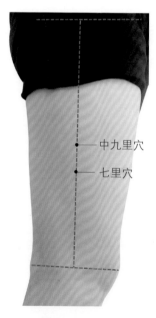

图 3-121

五　胆石症

1. 木枝（1），下白（1）。

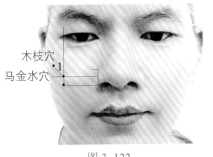

木枝穴
马金水穴

图 3-122

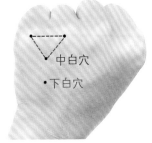

中白穴
下白穴

图 3-123

2. 阳陵泉（3），胆囊穴（3），双侧取穴。（图 3-120）

六　脾大

1. 肾关（3），水曲（1.5）。

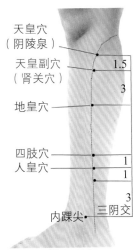

天皇穴
（阴陵泉）
天皇副穴
（肾关穴）　1.5
　　　　　3
地皇穴
四肢穴
人皇穴　　1
　　　　　1
　　　　　3
内踝尖　三阴交

图 3-124

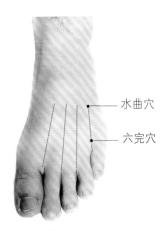

水曲穴
六完穴

图 3-125

2.天皇（3），地皇（3），人皇（1.5），木斗（1.5），木留（1.5）。

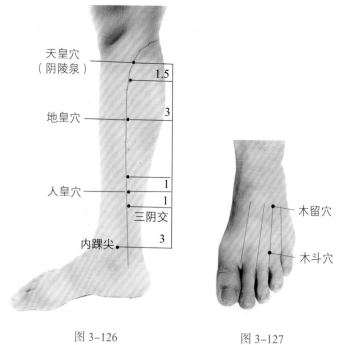

天皇穴
（阴陵泉）
1.5

地皇穴
3

人皇穴
1

1

三阴交

内踝尖
3

木留穴

木斗穴

图 3-126　　　　　　　　　　图 3-127

第五节·肾与膀胱疾病

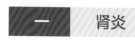

一　肾炎

1.通肾（1.5），通胃（1.5），通背（1.5）。

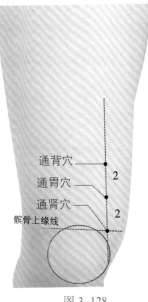

图 3-128

2. 天皇（1.5），地皇（1.5），人皇（1.5）。

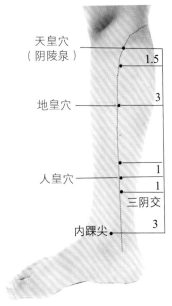

图 3-129

3. 中白（1），下白（1）。

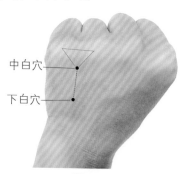

中白穴

下白穴

图 3-130

二 水肿

1. 天皇（1.5），地皇（1.5），人皇（1.5）。（图 3-129）

2. 通肾（1.5），天皇（1.5）。（图 3-128、3-129）

3. 肾关（1.5），水曲（1.5），中白（1）（图 3-130）。

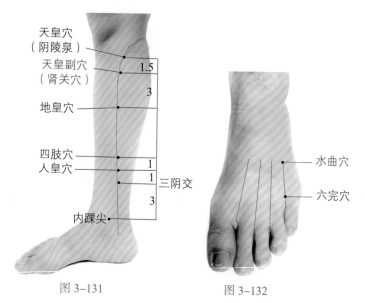

天皇穴
（阴陵泉）

天皇副穴
（肾关穴）   1.5

                        3

地皇穴

四肢穴   1

人皇穴   1

内踝尖   3

三阴交

水曲穴

六完穴

图 3-131   图 3-132

三 四肢浮肿

1. 天皇（1.5），地皇（1.5），人皇（1.5）。（图3-129）

2. 通肾（1.5），天皇（1.5）。（图3-128、3-129）

3. 肾关（1.5），水曲（1.5），中白（1）。（图3-130、3-131、3-132）

四 肾结石

双侧马金水（1），下白（1）。

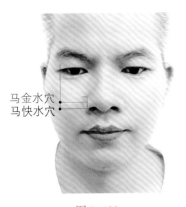

图3-133

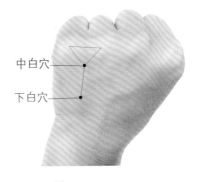

图3-134

五 膀胱结石

双侧马快水（1），中白（1），下白（1）。

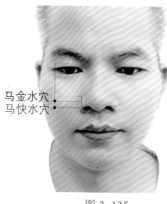

马金水穴
马快水穴

图 3-135

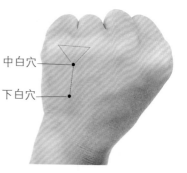

中白穴
下白穴

图 3-136

六	输尿管结石

双侧六快（1），七快（1）。

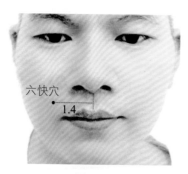

六快穴
1.4

图 3-137

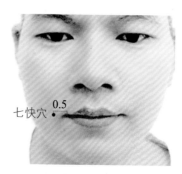

七快穴　0.5

图 3-138

七 癃闭

足三里（1.5），阴陵泉（1.5）（小便不通阴陵泉，三里泻下溲如注）。

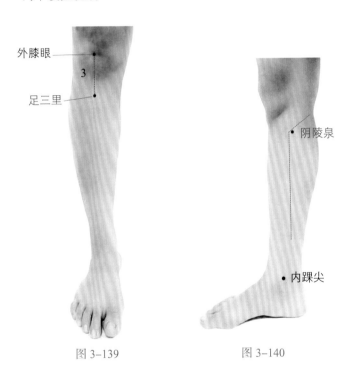

图 3–139   图 3–140

八 小便不利

1. 天皇（1.5），四花上（1.5）。

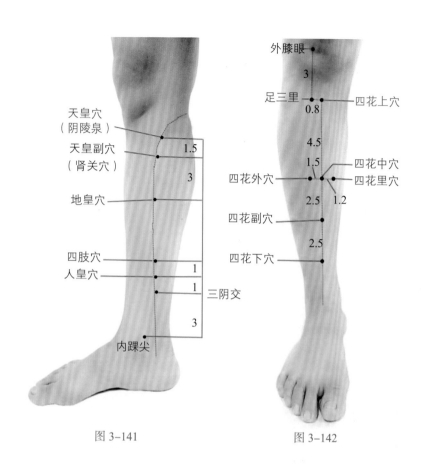

图 3-141

图 3-142

2. 足三里（1.5），阴陵泉（1.5）（小便不通阴陵泉，三里泻下溲如注）。（图 3-141、3-142）

九　尿频

天皇（3），肾关（3），地皇（3），人皇（1.5），通肾（1.5）。

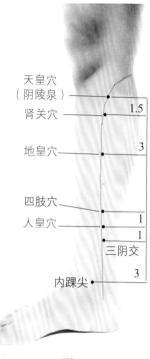

天皇穴
（阴陵泉）
肾关穴 —— 1.5
地皇穴 —— 3
四肢穴
人皇穴 —— 1
三阴交 —— 1
内踝尖 —— 3

图 3-143

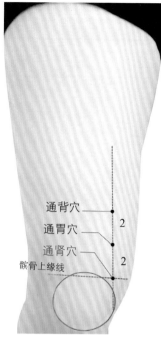

通背穴
通胃穴 —— 2
通肾穴
髌骨上缘线 —— 2

图 3-144

➕ 淋证

1. 通肾（1.5），通胃（1.5），通背（1.5）。（图 3-144）

2. 马快水（1）。

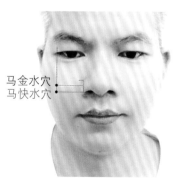

马金水穴
马快水穴

图 3-145

十一　尿血

1.天皇（3），地皇（3），人皇（1.5）。

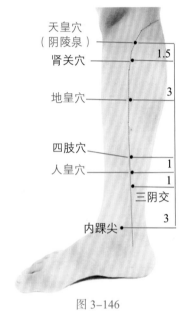

天皇穴
（阴陵泉）

肾关穴　1.5

地皇穴　3

四肢穴

人皇穴　1

三阴交　1

内踝尖　3

图 3-146

2.火硬（1），六完（1）。

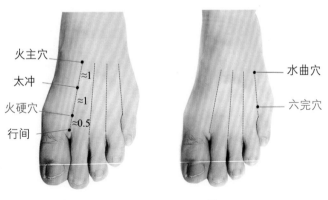

火主穴
太冲　≈1
火硬穴　≈1
行间　≈0.5

水曲穴

六完穴

图 3-147　　　　图 3-148

第六节 · 肠腑疾病

一 急性腹泻

门金（1.5），肠门（1.5）。

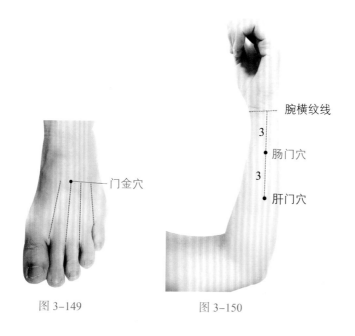

腕横纹线

3

肠门穴

3

肝门穴

门金穴

图 3-149　　　　图 3-150

二 慢性腹泻

门金（1.5），肠门（1.5）。（图 3-149、3-150）

三　　小腹胀

三阴交（1.5），腕顺一（1.5），腕顺二（1.5）。

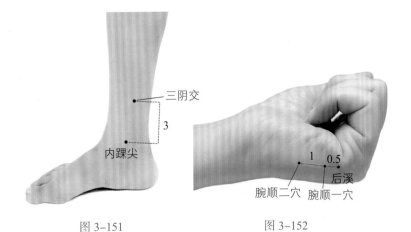

图 3-151　　　　　　　　　图 3-152

四　　便秘

1. 支沟（1.5），照海（1）。

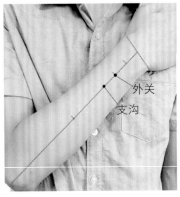

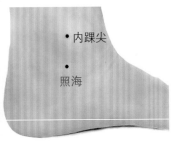

图 3-153　　　　　　　　　图 3-154

2.其门（1.5），其角（1.5），其正（1.5）。

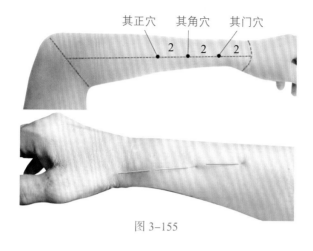

图 3-155

五　阑尾炎

足三里（1.5），阑尾（1.5），门金（1.5）。

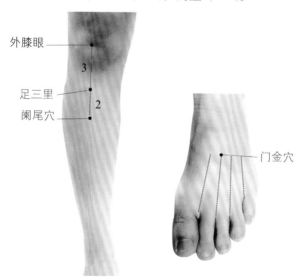

图 3-156　　　　图 3-157

六　小肠疝气

大间（0.5），小间（0.5），中间（0.5），外间（0.5），浮间（0.5）。

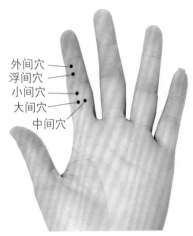

外间穴
浮间穴
小间穴
大间穴
中间穴

图 3-158

第四章

头、面、颈项疾病

第一节 · 头部疾病

一 晕眩

双侧合谷（1.5），曲池（1.5），内关（1.5）。

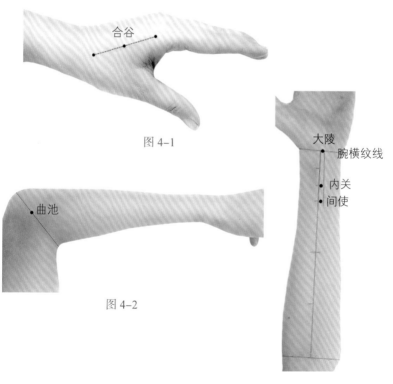

图 4-1

图 4-2

大陵
腕横纹线

内关
间使

图 4-3

二　　神经衰弱

正会（1.5），镇静（1.5），肾关（3），地皇（3），人皇（1.5）。

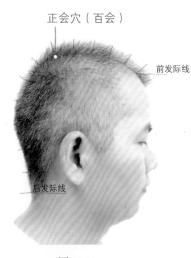

图 4-4

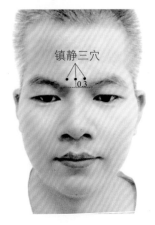

图 4-5

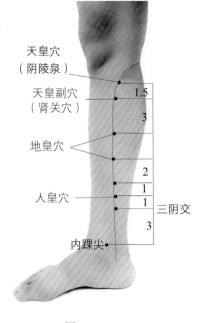

图 4-6

三　脑膜炎

1. 三重（1.5），正筋（1.5），正宗（1.5），正脑一（1.5），正脑二（1.5），上瘤（1.5），涌泉（1.5）。

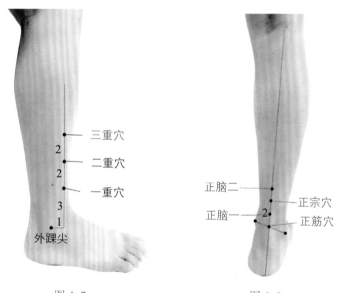

图 4-7

图 4-8

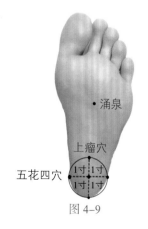

图 4-9

第四章　头、面、颈项疾病

139

2.灵骨（1.5），大白（1.5），三叉三（1.5），土水（1.5），百会（1.5），四神聪（1.5）。

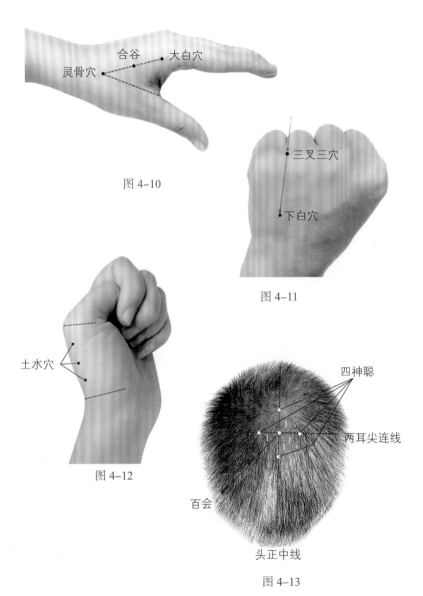

图 4-10

图 4-11

图 4-12

图 4-13

四　　脑瘤

1.三重（1.5），正筋（1.5），正宗（1.5），正脑一（1.5），正脑二（1.5），上瘤（1.5），涌泉（1.5）。（图4-7、4-8、4-9）

2.灵骨（1.5），大白（1.5），三叉三（1.5），土水（1.5），百会（1.5），四神聪（1.5）。（图4-10、4-11、4-12、4-13）

五　　脑积水

1.三重（1.5），正筋（1.5），正宗（1.5），正脑一（1.5），正脑二（1.5），上瘤（1.5），涌泉（1.5）。（图4-7、4-8、4-9）

2.灵骨（1.5），大白（1.5），三叉三（1.5），土水（1.5），百会（1.5），四神聪（1.5）。（图4-10、4-11、4-12、4-13）

第二节·颜面部疾病

一　口眼歪斜

1. 足三里（3），上巨虚（3）。

注意：①针刺深度：针刺 2.5 寸左右。②针刺方向：要从下向上，针身与皮肤呈 45° 角逆经斜刺。③留针时间：至少留针 60 分钟，留针 90 分钟更佳。④针法：采用动气针法，可嘱患者嚼口香糖。

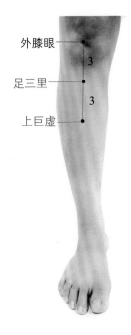

图 4-14

2. 侧三里（1.5），侧下三里（1.5）。

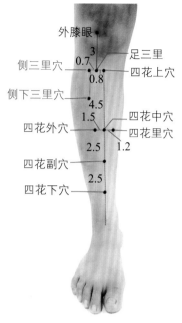

图 4–15

3. 一重（1.5），二重（1.5），三重（1.5）。

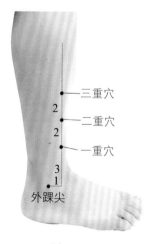

图 4–16

4.颊车穴对应口腔内侧上、下咬合线处刺血，金津、玉液、耳尖穴刺血。

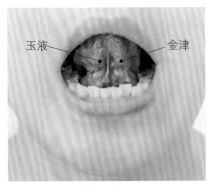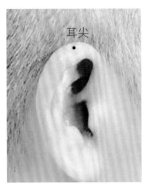

图 4-17　　　　　　　　　　　图 4-18

5.灵骨（1.5），大白（1.5），中九里（1.5），七里（1.5）。

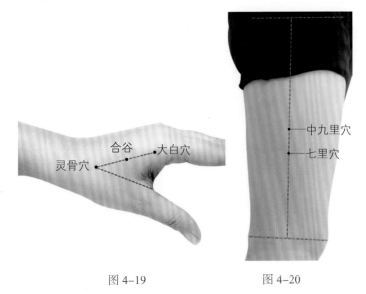

图 4-19　　　　　　　　　　　图 4-20

面部麻木

1. 灵骨（1.5），大白（1.5），侧三里（1.5），侧下三里（1.5）。（图 4–15、4–19）

2. 合谷（1.5），天皇（1.5），地皇（1.5），人皇（1.5）。

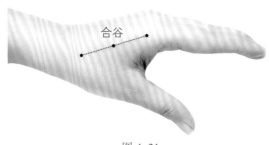

合谷

图 4–21

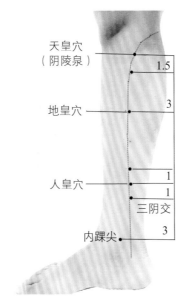

天皇穴
（阴陵泉）

1.5

地皇穴

3

人皇穴

1

1

三阴交

内踝尖

3

图 4–22

三　面肌痉挛

1. 驷马上（1.5），驷马中（1.5），驷马下（1.5）。

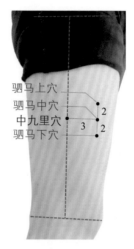

图 4-23

2. 中九里（3），七里（3）。

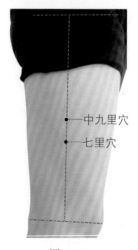

图 4-24

3. 天黄（3），明黄（3），其黄（3）。

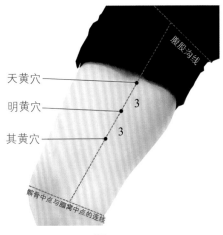

图 4-25

4. 火主（1.5），火硬（1）。

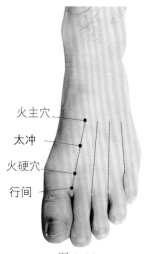

图 4-26

第三节·颈部疾病

一　瘰疬

1. 一重（1.5），二重（1.5），三重（1.5）。

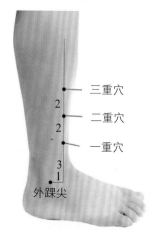

图 4-27

2. 耳背、少商、商阳穴刺血。

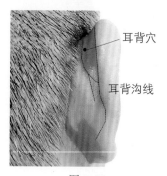

图 4-28

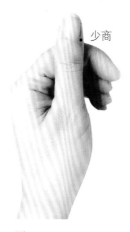

少商

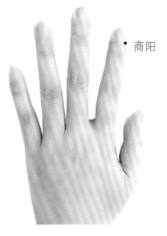

商阳

图 4-29　　　　　　　　图 4-30

甲状腺肿

1.驷马上（3），驷马中（3），驷马下（3）。

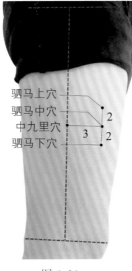

驷马上穴
驷马中穴
中九里穴
驷马下穴

2
2
3

图 4-31

2.足千金（1.5），足五金（1.5）。

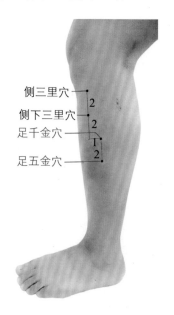

侧三里穴
侧下三里穴
足千金穴
足五金穴

图 4-32

3.一重（1.5），二重（1.5），三重（1.5）；少商、商阳、耳背穴刺血。（图 4-27、4-28、4-29、4-30）

三　甲亢眼突

1.一重（1.5），二重（1.5），三重（1.5）。（图 4-27）

2.耳背、少商、商阳穴刺血。（图 4-28、4-29、4-30）

四　颈部皮肤病

肩中（1.5），驹马上（1.5），驹马中（1.5），驹马下（1.5）。

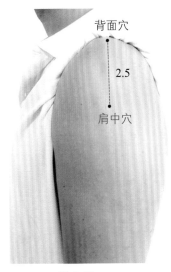

图 4-33

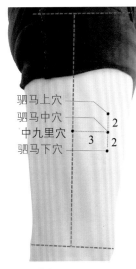

图 4-34

五　痄腮

1. 耳背穴刺血。

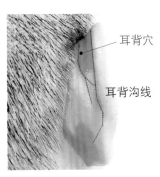

图 4-35

2. 一重（1.5），二重（1.5），三重（1.5）。

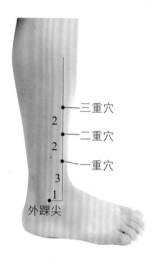

图 4-36

3. 外三关（1.5）。

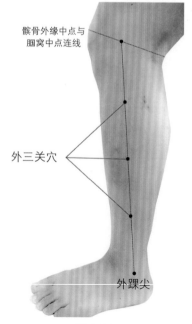

图 4-37

第五章

四肢及躯干部疾病

第一节 · 上肢疾病

一 手指麻木

1. 五虎一（0.5），五虎二（0.5）。

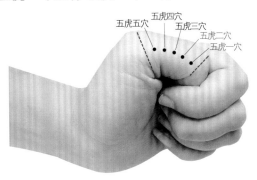

五虎五穴　五虎四穴　五虎三穴　五虎二穴　五虎一穴

图 5-1

2. 肾关（1.5），火菊（1.5）（治疗气血不足）。

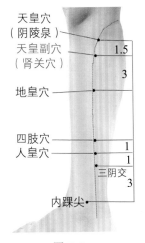

天皇穴
（阴陵泉）
天皇副穴
（肾关穴）　1.5
3
地皇穴
四肢穴　1
人皇穴　1
三阴交
3
内踝尖

火散穴　火连穴　海豹穴
火菊穴
1　1　1.5

图 5-2　　　　图 5-3

3. 正筋（1.5），正宗（1.5）。

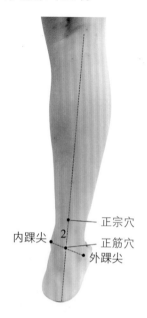

内踝尖 •   2   — 正宗穴

正筋穴

外踝尖

图 5-4

4. 后溪（1.5），束骨（1.5）。

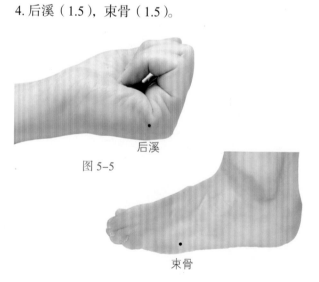

后溪

图 5-5

束骨

图 5-6

二　中指麻木

1. 内关（1.5）。

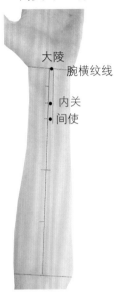

大陵
腕横纹线
内关
间使

图 5-7

2. 侧三里（1.5），

侧下三里（1.5）。

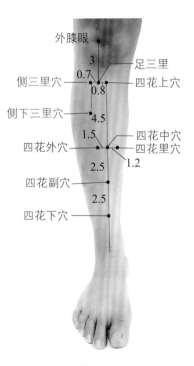

外膝眼
3
0.7
侧三里穴
0.8
侧下三里穴
4.5
1.5
四花外穴
2.5
四花副穴
2.5
四花下穴

足三里
四花上穴
四花中穴
四花里穴
1.2

图 5-8

三　手部肌肉痉挛

正筋（1.5），正宗（1.5）。（图 5-4）

四　双手蜷缩

1. 侧三里（1.5），侧下三里（1.5）。（图 5-8）

2. 重子（1），重仙（1）。

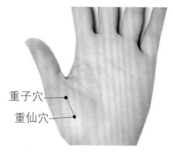

重子穴────

重仙穴────

图 5-9

3. 大白（1.5），后溪（1.5）。

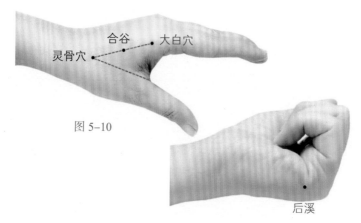

合谷　大白穴

灵骨穴

图 5-10

后溪

图 5-11

4. 火连（1.5），束骨（1.5）。

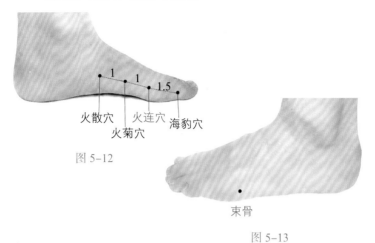

图 5-12

图 5-13

第二节·下肢疾病

一 脚部肌肉痉挛

肝门（1.5）。

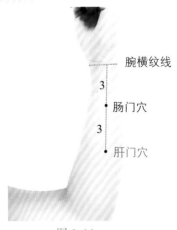

图 5-14

二　腿部肿胀

1. 肝门（1.5）。（图 5–14）

2. 灵骨（1.5），大白（1.5），三叉三（1.5）。

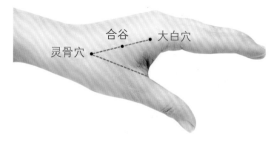

灵骨穴　合谷　大白穴

图 5–15

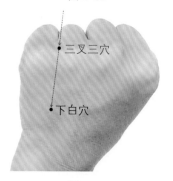

三叉三穴

下白穴

图 5–16

三　腿软无力

1. 灵骨（1.5），大白（1.5），三叉三（1.5）。（图 5–15、
5–16）

2. 肩中（1.5），中九里（1.5），七里（1.5）。

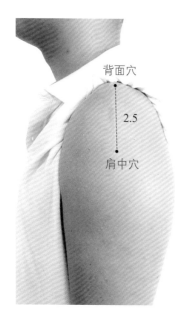

背面穴

2.5

肩中穴

图 5-17

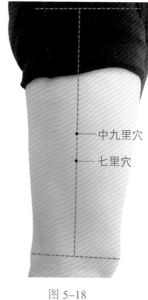

中九里穴

七里穴

图 5-18

四 腿麻

肩中（1.5），灵骨（1.5），大白（1.5）。（图 5-15、
5-17）

五　　脚趾麻

五虎二（0.5），五虎三（0.5），五虎四（0.5）。

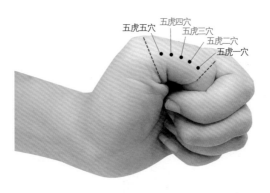

图 5-19

第三节·上下肢共患疾病

一　　手足麻痹

肩中（1.5），灵骨（1.5），大白（1.5）。（图 5-15、
5-17）

二　四肢震颤

天黄（3），明黄（3），其黄（3）。

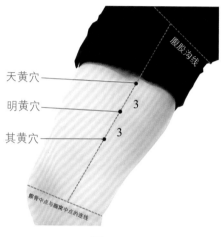

图 5–20

第四节·腰背部疾病

 脊柱侧弯

1.正筋（1.5），正宗（1.5），中白（1），下白（1）。

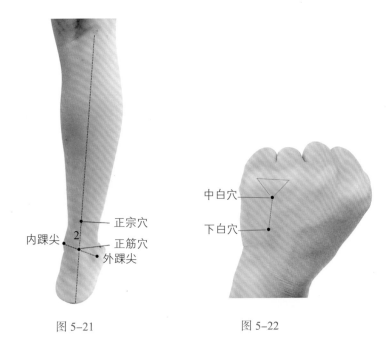

图 5-21   图 5-22

2. 后溪（1.5），束骨（1.5），上三黄（天黄、明黄、其黄）（3）（图 5-20）。

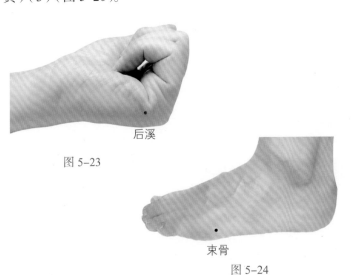

图 5-23

束骨

图 5-24

二　脊椎骨刺

　　灵骨（1.5），大白（1.5），水金（1.5），水通（1.5），
中白（1.5）（图 5-22），下白（1.5）（图 5-22）。

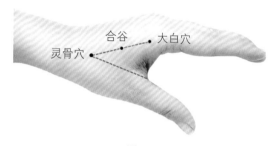

图 5-25

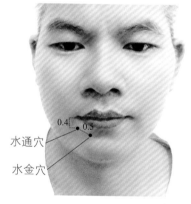

图 5-26

第六章

五官科疾病

第一节・眼部疾病

一　视物模糊

肾关（1.5），光明（1.5）。

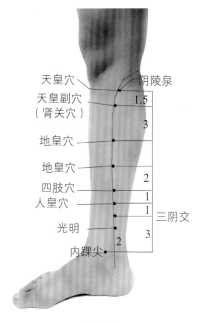

图 6-1

二　麦粒肿

1. 合谷（1.5），曲池（1.5）。

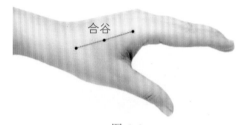

图 6-2

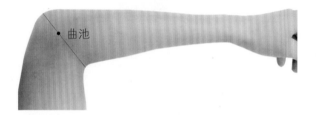

图 6-3

2. 灵骨（1.5）。

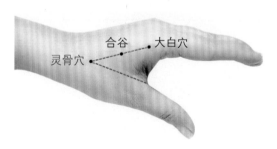

图 6-4

3.耳尖刺血。

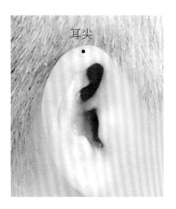

图 6-5

三　　目赤

1.火主（1.5），火硬（1）。

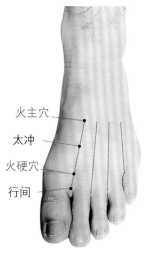

图 6-6

2. 火连（1.5），火菊（1.5），门金（1.5）。

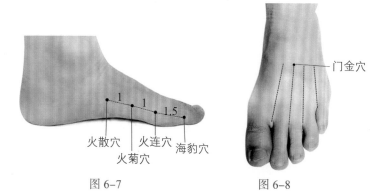

图 6-7

图 6-8

四　目干涩（干眼症）

木穴（0.5）。

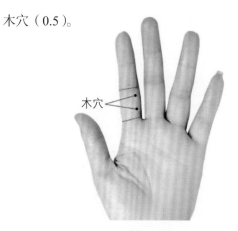

图 6-9

五　溢泪（迎风流泪）

木穴（0.5）。（图 6-9）

六　睑废

门金（1.5），火连（1.5）。（图 6-7、6-8）

七　散光

肾关（1.5），光明（1.5）。

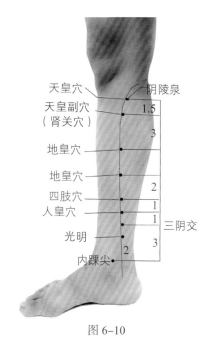

图 6-10

八　斜视、复视

1.天皇（1.5），地皇（1.5），人皇（1.5）。（图6-10）

2.肾关（1.5），光明（1.5）。（图6-10）

九　青光眼

肾关（1.5），光明（1.5）。（图6-10）

十　飞蚊症

肾关（1.5），光明（1.5）。（图6-10）

第二节·鼻部疾病

一　鼻干及流涕

木穴（0.5），肩中（1.5），驷马上（1.5），驷马中（1.5），驷马下（1.5）。

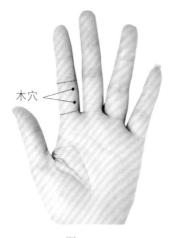

木穴

图 6-11

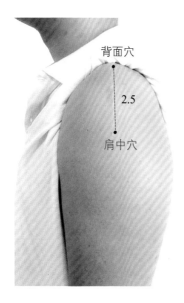

背面穴

2.5

肩中穴

图 6-12

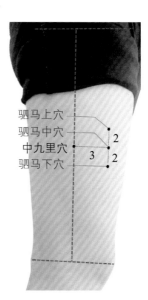

驷马上穴
驷马中穴
中九里穴
驷马下穴

2
2
3

图 6-13

二　鼻塞

木穴（0.5），肩中（1.5），驷马上（1.5），驷马中（1.5），驷马下（1.5）。（图6-11、6-12、6-13）

三　鼻炎

1.驷马上（3），驷马中（3），驷马下（3），内关（1.5）。

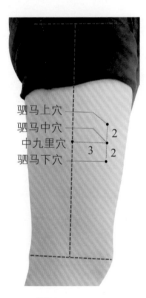

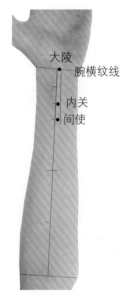

图 6-14　　　　　　　　　图 6-15

2.肩中（1.5），驷马上（3），驷马中（3），驷马下（3）。

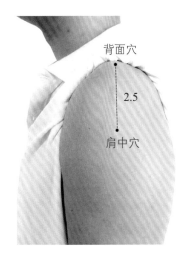

背面穴

2.5

肩中穴

图 6-16

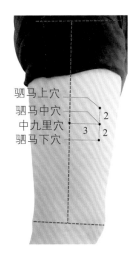

驷马上穴
驷马中穴
中九里穴
驷马下穴
2
2
3

图 6-17

3.大白（1.5），火主（1.5）。

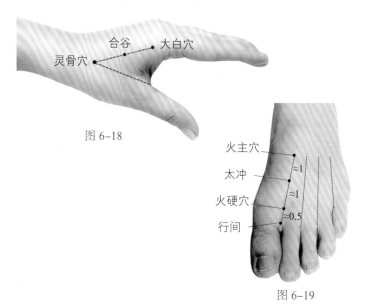

合谷　大白穴
灵骨穴

图 6-18

火主穴
太冲
火硬穴
行间
≈1
≈1
≈0.5

图 6-19

4.合谷（1.5），曲池（1.5），太冲（1.5）。

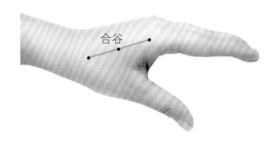

图 6–20

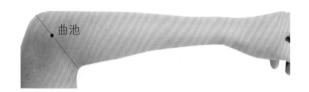

图 6–21

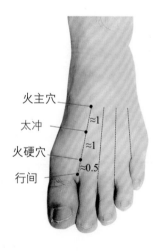

图 6–22

四　酒齄鼻

正本穴刺血。

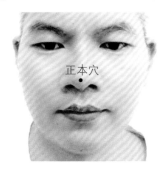

图 6-23

五　鼻衄

肩中（1.5），六完（1）。

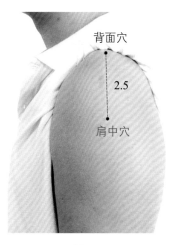

图 6-24

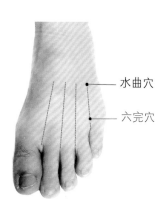

图 6-25

第三节·耳部疾病

一 中耳炎

中九里（3），七里（3），中白（1），水曲（1.5）。

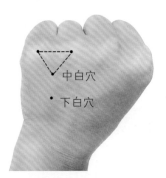

图 6-27

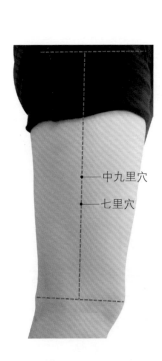

图 6-26

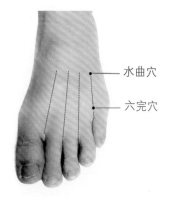

图 6-28

二　耳胀

中九里（3），七里（3），中白（1），水曲（1.5）。（图6-26、6-27、6-28）

三　耳鸣

1.中九里（3），七里（3），适用于轻度耳鸣。（图6-26）

2.中九里（3）（图6-26），七里（3）（图6-26），听会（1），听宫（1），翳风（1），适用于重度耳鸣。

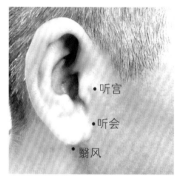

图 6-29

3.中九里（3）（图6-26），中白（1），水曲（1.5）。

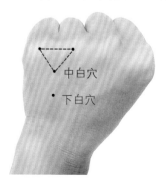

图 6-30

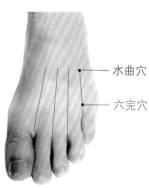

图 6-31

4. 天皇（3），地皇（3），
人皇（1.5）。

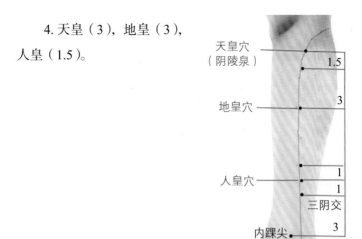

天皇穴
（阴陵泉）

1.5

地皇穴

3

人皇穴

1

1

三阴交

3

内踝尖

图 6-32

四　　聋哑

总枢穴刺血；驷马上（1.5），驷马中（1.5），驷马下
（1.5）。

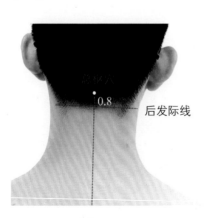

总枢穴

0.8

后发际线

图 6-33

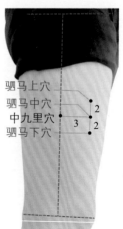

驷马上穴
驷马中穴　　　2
中九里穴　　3　　2
驷马下穴

图 6-34

董氏奇穴实用针方手册（全彩图解版）

第四节 · 口腔疾病

一 下颌骨痛

1. 侧三里（1.5），侧下三里（1.5）。

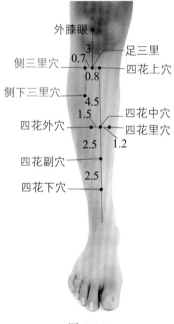

外膝眼
足三里
3
侧三里穴 0.7
0.8 四花上穴
侧下三里穴
4.5
1.5 四花中穴
四花外穴 四花里穴
2.5 1.2
四花副穴
2.5
四花下穴

图 6-35

2. 火主（1.5），门金（1.5）。

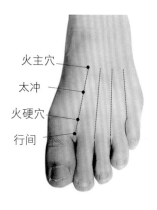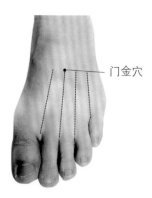

火主穴
太冲
火硬穴
行间

门金穴

图 6-36　　　　　　　　图 6-37

二　舌下肿

1. 侧三里（1.5），侧下三里（1.5）。（图 6-35）。
2. 火主（1.5），门金（1.5）。（图 6-36、6-37）

三　口腔溃疡

1. 火 连（1.5），
火 菊（1.5），　火 散
（1.5）。

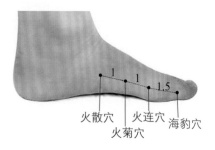

火散穴　火连穴　海豹穴
　　火菊穴

图 6-38

2. 灵骨（1.5），大白（1.5），火主（1.5），火硬（1）。

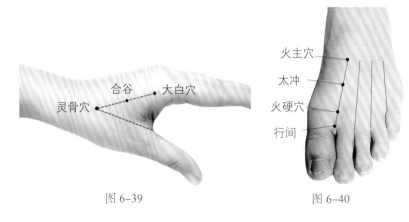

图 6-39　　　　　　　图 6-40

3. 四花中穴视青筋刺血；四花上（3）。

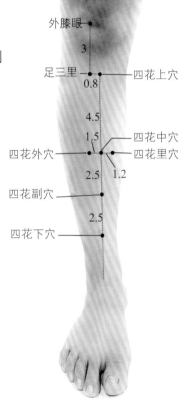

图 6-41

4. 上唇、下唇穴刺血。

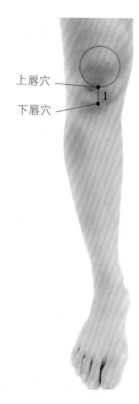

上唇穴
下唇穴

图 6-42

5. 耳尖穴刺血。

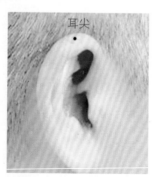

耳尖

图 6-43

四　牙痛

1. 合谷（1.5），足三里（1.5）。

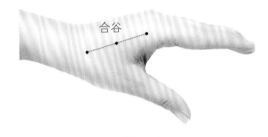

图 6-44

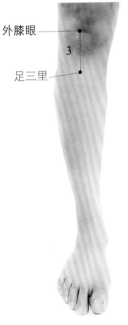

图 6-45

2. 灵骨（1.5），侧三里（1.5），侧下三里（1.5）。

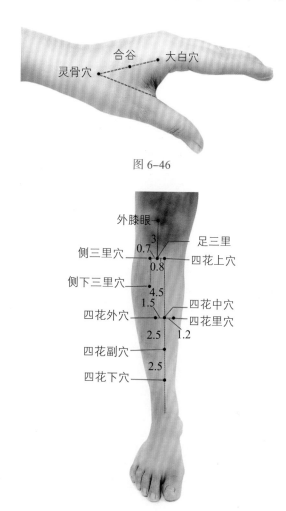

图 6-46

图 6-47

第五节·咽喉疾病

一 咽喉痛

1. 三叉三（1.5），土水（1.5）。

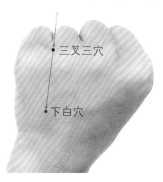

三叉三穴

下白穴

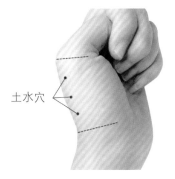

土水穴

图 6-48　　　　　　　　图 6-49

2. 少商、商阳穴刺血。

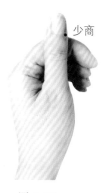

少商

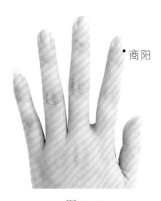

商阳

图 6-50　　　　　　　　图 6-51

二　鱼骨刺喉

足千金（1.5），足五金（1.5），间使（1.5）。

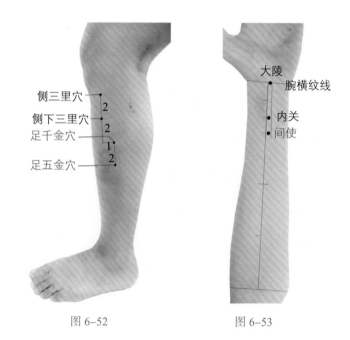

侧三里穴
2
侧下三里穴
2
足千金穴
1
足五金穴
2

大陵
腕横纹线
内关
间使

图 6-52　　　　　　　图 6-53

三　梅核气

1. 间使（1.5），三叉三（1.5）。（图 6-48、6-53）

2. 足千金（1.5），足五金（1.5）。（图 6-52）

3. 火主（1.5），火硬（1.5）。

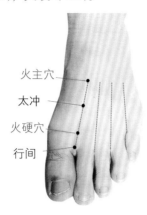

火主穴
太冲
火硬穴
行间

图 6-54

四　失音

总枢穴刺血；失音（1.5）。

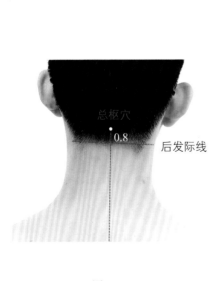

总枢穴
0.8
后发际线

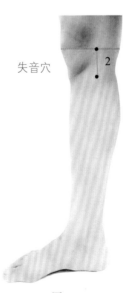

失音穴
2

图 6-55　　　　图 6-56

第七章

妇科疾病

痛经

1.门金（1.5）。

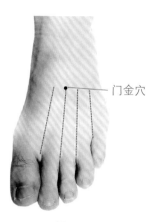

门金穴

图 7-1

2.妇科（0.5），还巢（0.5）。

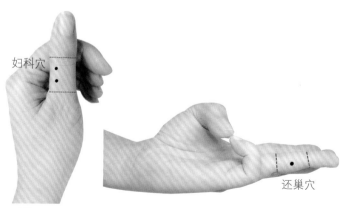

妇科穴

还巢穴

图 7-2   图 7-3

1. 三叉三（1.5），肩中（1.5），百会（1.5），四神聪（1.5）。

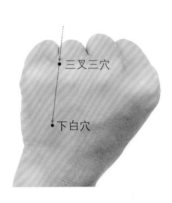

图 7-4

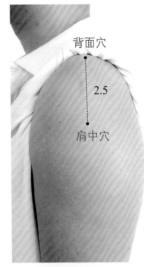

图 7-5

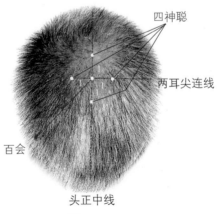

图 7-6

2. 大敦（0.5），隐白（0.5）。

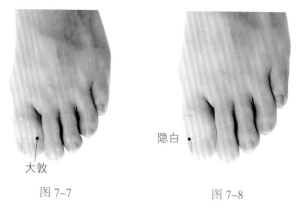

大敦

图 7-7

隐白

图 7-8

3. 灸隐白穴 2 小时。（图 7-8）

三　闭经

妇科（0.5），还巢（0.5），承浆（1）。

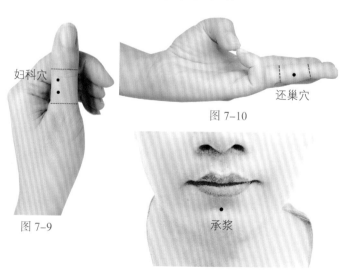

妇科穴

图 7-9

还巢穴

图 7-10

承浆

图 7-11

1. 双侧大白（1.5），火硬（1）。

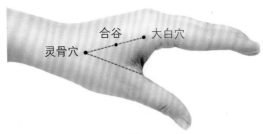

灵骨穴　合谷　大白穴

图 7-12

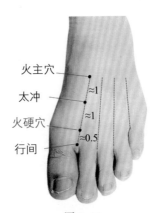

火主穴　≈1
太冲　≈1
火硬穴　≈0.5
行间

图 7-13

2. 双侧曲池（1.5），合谷（1.5），三阴交（1.5）。

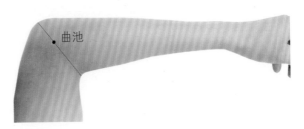

曲池

图 7-14

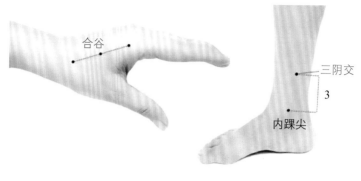

图 7-15 图 7-16

五　月经后期

1. 双侧灵骨（1.5），火主（1.5）。

图 7-17

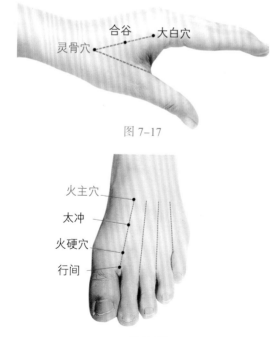

图 7-18

2. 灵骨（1.5）（图 7-17），肾关（3），三阴交（1.5）。

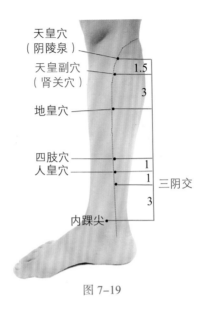

图 7-19

六　月经先后无定期

双侧合谷（1.5），太冲（1.5），三阴交（1.5）（图 7-19）。

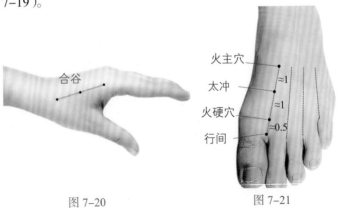

图 7-20

图 7-21

七　赤白带

1. 妇科（0.5），还巢（0.5）。

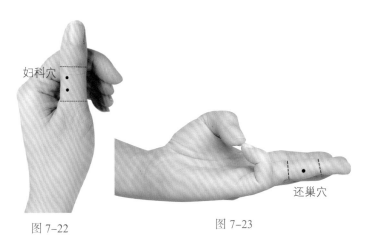

妇科穴

还巢穴

图 7-22　　　　　　　　　图 7-23

2. 肩中（1.5），云白（1.5），李白（1.5）。

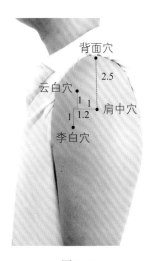

背面穴

2.5

云白穴

1　1

肩中穴

1　1.2

李白穴

图 7-24

八　阴肿

妇科（0.5），还巢（0.5）。

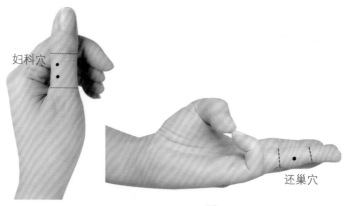

图 7-25　　　　　图 7-26

九　阴道炎

1. 妇科（0.5），还巢（0.5）。（图 7-25、7-26）
2. 火主（1.5），火硬（1.5）。

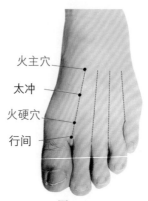

图 7-27

十 　子宫肌瘤

1. 妇科（0.5），还巢（0.5）。（图 7-25、7-26）

2. 重子（1），重仙（1）。

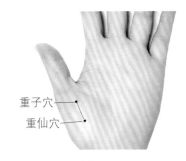

重子穴———

重仙穴———

图 7-28

3. 内踝尖至三阴交区视青筋刺血。

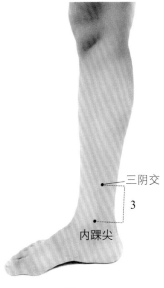

三阴交

3

内踝尖

图 7-29

4. 委中穴上、下 3 寸区视青筋刺血。

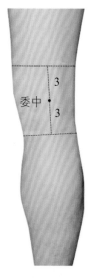

图 7-30

十一　　输卵管阻塞

妇科（0.5），还巢（0.5）。（图 7-25、7-26）

十二　　不孕症

妇科（0.5），还巢（0.5）。（图 7-25、7-26）

十三　难产

1. 火包（0.5），三阴交（1.5），至阴（0.5）。

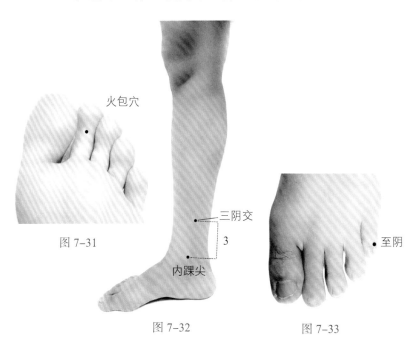

火包穴

图 7-31

三阴交

3

内踝尖

图 7-32

至阴

图 7-33

2. 灵骨（1.5），火包（0.5），火主（1.5）。

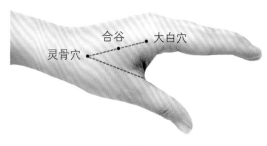

合谷　大白穴

灵骨穴

图 7-34

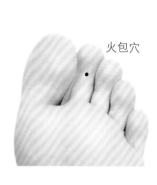

图 7-35

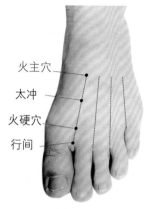

图 7-36

十四　乳腺增生

1. 双侧合谷（1.5），曲池（1.5），丰隆（1.5）。

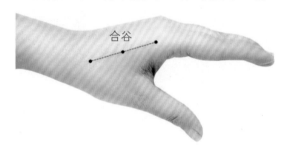

图 7-37

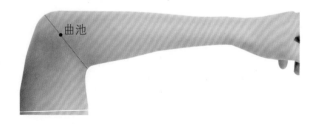

图 7-38

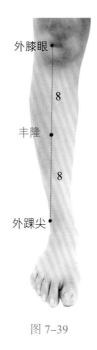

外膝眼

8

丰隆

8

外踝尖

图 7-39

2. 内关（1.5），间使（1.5）。

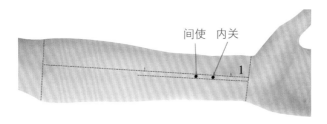

间使　内关

1

图 7-40

3. 一重（1.5），二重（1.5），三重（1.5）。

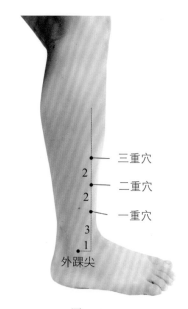

图 7-41

第八章

男科疾病

大间（0.5），小间（0.5），中间（0.5），外间（0.5），
浮间（0.5），火主（1.5），火硬（1）。

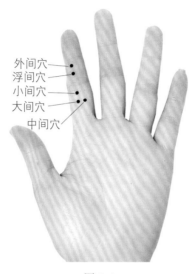

外间穴
浮间穴
小间穴
大间穴
中间穴

图 8-1

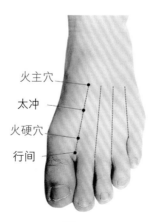

火主穴
太冲
火硬穴
行间

图 8-2

二　遗精

天皇（3），地皇（3），人皇（1.5）。

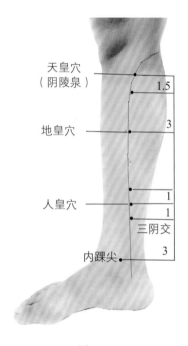

天皇穴
（阴陵泉）
1.5
地皇穴
3
人皇穴
1
1
三阴交
内踝尖
3

图 8-3

三　阳痿、早泄

1. 天皇（3），地皇（3），人皇（1.5）。（图 8-3）
2. 通肾（1.5），通胃（1.5），通背（1.5）。

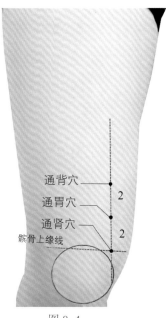

通背穴 ●
通胃穴 ● 2
通肾穴 ●
髌骨上缘线 ● 2

图 8-4

3. 大敦（0.5），肾关（3）。

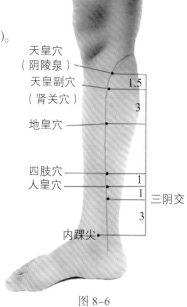

天皇穴
（阴陵泉） ●
天皇副穴 1.5
（肾关穴）
3
地皇穴 ●
四肢穴 ●
人皇穴 ● 1
1
三阴交
3
内踝尖 ●

图 8-6

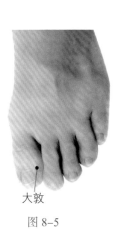

大敦

图 8-5

大间（0.5），小间（0.5），中间（0.5），外间（0.5），浮
间（0.5）。

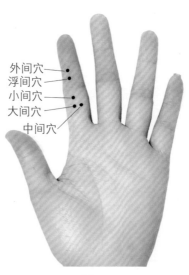

外间穴
浮间穴
小间穴
大间穴
中间穴

图 8-7

第九章

皮肤及外科疾病

一 **皮肤敏感**

1.肩中（1.5），驹马上（1.5），驹马中（1.5），驹马下（1.5）。

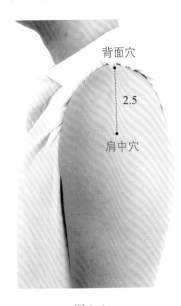

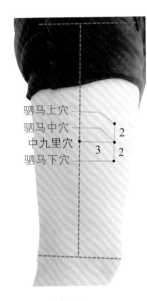

图 9-1　　　　　　　　　　图 9-2

2.耳尖穴刺血。

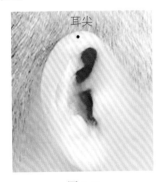

图 9-3

3.肘弯（尺泽穴上、下 2 寸区）、腘窝（委中穴上、下 3 寸区）、分枝上、分枝下视青筋刺血。

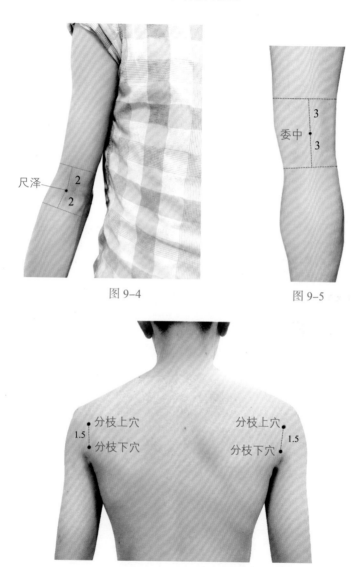

图 9-4

图 9-5

图 9-6

二　牛皮癣

1. 肩中（1.5），驷马上（1.5），驷马中（1.5），驷马下（1.5）。（图9-1、9-2）

2. 耳尖穴刺血。（图9-3）

3. 腘窝（委中穴上、下3寸区），肘弯（尺泽穴上、下2寸区）、分枝上、分枝下视青筋刺穴。（图9-4、9-5、9-6）

三　痤疮

1. 肩中（1.5），驷马上（1.5），驷马中（1.5），驷马下（1.5）。（图9-1、9-2）

2. 耳尖穴刺血。（图9-3）

3. 腘窝（委中穴上、下3寸区），肘弯（尺泽穴上、下2寸区）、分枝上、分枝下视青筋刺穴。（图9-4、9-5、9-6）

四　荨麻疹

1. 肩中（1.5），驷马上（1.5），驷马中（1.5），驷马下（1.5）。（图9-1、9-2）

2. 耳尖穴刺血。（图9-3）

3. 腘窝（委中穴上、下3寸区），肘弯（尺泽穴上、下2寸区）、分枝上、分枝下视青筋刺穴。（图9-4、9-5、9-6）

五　　湿疹

1. 肩中（1.5），驷马上（1.5），驷马中（1.5），驷马下（1.5）。（图9-1、9-2）

2. 耳尖穴刺血。（图9-3）

3. 腘窝（委中穴上、下3寸区）、肘弯（尺泽穴上、下2寸区）、分枝上、分枝下视青筋刺穴。（图9-4、9-5、9-6）

六　　异位性皮炎

1. 肩中（1.5），驷马上（1.5），驷马中（1.5），驷马下（1.5）。（图9-1、9-2）

2. 耳尖穴刺血。（图9-3）

3. 腘窝（委中穴上、下3寸区）、肘弯（尺泽穴上、下2寸区）、分枝上、分枝下视青筋刺穴。（图9-4、9-5、9-6）

七　　皮肤瘙痒

1. 肩中（1.5），驷马上（1.5），驷马中（1.5），驷马下（1.5）。（图9-1、9-2）

2. 耳尖穴刺血。（图9-3）

3. 腘窝（委中穴上、下3寸区）、肘弯（尺泽穴上、下2寸区）、分枝上、分枝下视青筋刺穴。（图9-4、9-5、9-6）

八　疮疡久溃不敛

1. 肩中（1.5），驷马上（1.5），驷马中（1.5），驷马下（1.5）。（图9-1、9-2）

2. 耳尖穴刺血。（图9-3）

3. 腘窝（委中穴上、下3寸区）、肘弯（尺泽穴上、下2寸区）、分枝上、分枝下视青筋刺穴。（图9-4、9-5、9-6）

4. 制污穴视青筋刺血。

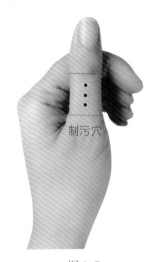

图 9-7

九　痔疮

1. 其门（1.5），其角（1.5），其正（1.5）。

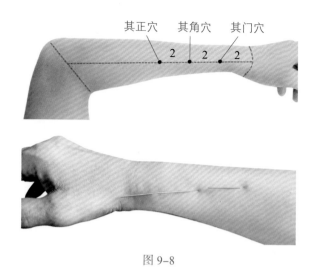

其正穴　其角穴　其门穴

图 9-8

2. 委中穴上、下 3 寸区视青筋刺血。

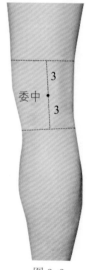

委中

图 9-9

第十章

======

其他疾病

一　　醉酒

1. 耳环（0.5），正本（1）。

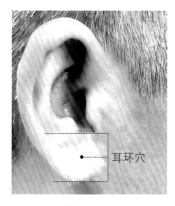

图 10-1

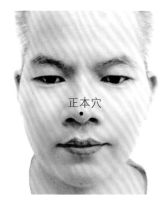

图 10-2

2. 火包穴刺血。

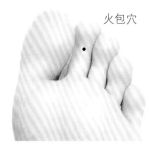

图 10-3

3. 总枢穴刺血。

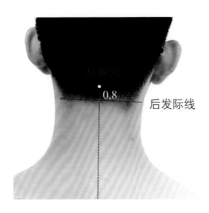

图 10-4

二 晕针

1. 手解（1）。

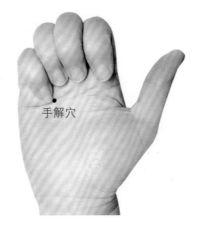

图 10-5

2. 解（1.5）。

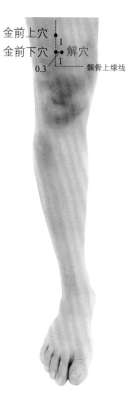

图 10-6

三　气血紊乱

1. 手解（1）。（图 10-5）

2. 解（1.5）。（图 10-6）

四　　昏迷

1. 火主（1.5），火硬（1）。

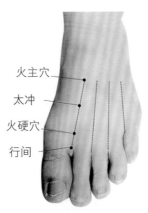

火主穴
太冲
火硬穴
行间

图 10-7

2. 人中（水沟）（1），内关（1.5），太冲（1.5）（图 10-7）。

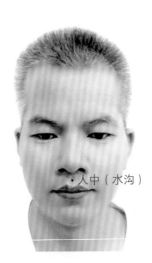

人中（水沟）

图 10-8

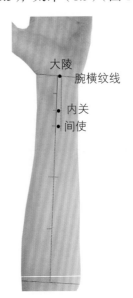

大陵
腕横纹线
内关
间使

图 10-9

3.十宣、三商（老商、中商、少商）穴刺血。

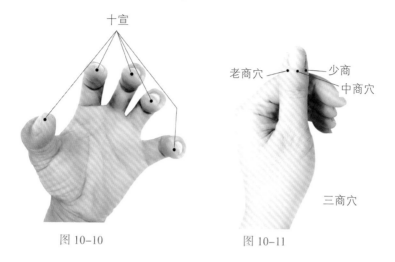

图 10-10

图 10-11

十宣

老商穴

少商

中商穴

三商穴

4.十二井穴刺血。

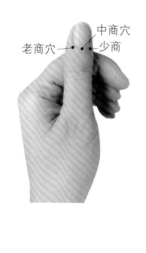

中商穴

老商穴

少商

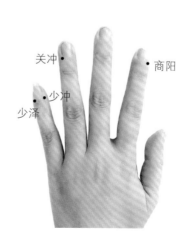

关冲

商阳

少冲

少泽

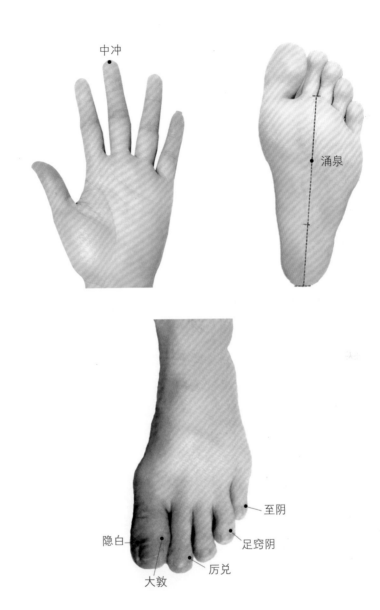

图 10-12

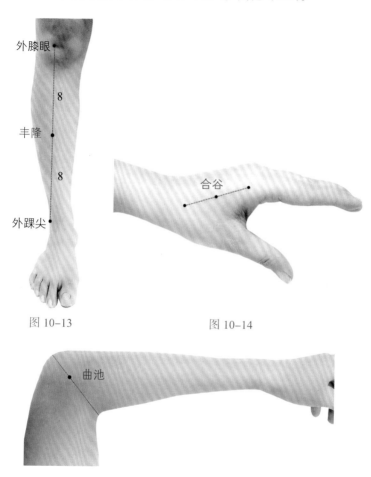

五　脂肪瘤

1. 双侧丰隆（1.5），合谷（1.5），曲池（1.5）。

外膝眼

8

丰隆

8

外踝尖

图 10-13

合谷

图 10-14

曲池

图 10-15

2.双侧合谷（1.5）（图 10-14），曲池（1.5）（图 10-15），三重（1.5）。

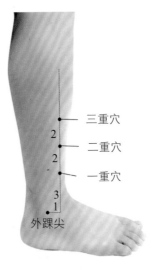

三重穴
2
二重穴
2
一重穴
3
1
外踝尖

图 10-16

六　睡中龄齿

耳尖穴刺血；四花下（1.5），腑肠（1.5）。

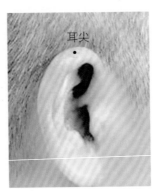

耳尖

图 10-17

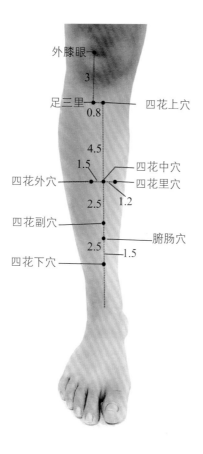

外膝眼

足三里

四花上穴

四花中穴

四花里穴

四花外穴

四花副穴

腑肠穴

四花下穴

3

0.8

4.5

1.5

1.2

2.5

2.5

1.5

图 10-18

七　劳倦

鼻翼（0.5），三叉三（1.5）。

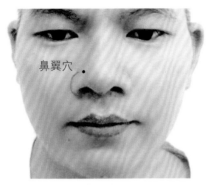

鼻翼穴

图 10-19

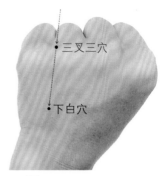

三叉三穴

下白穴

图 10-20

八　中毒

分枝上、分枝下穴刺血。

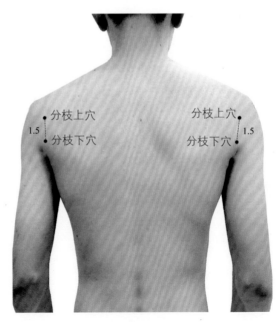

分枝上穴　　　　　　分枝上穴
1.5　　　　　　　　　　1.5
分枝下穴　　　　　　分枝下穴

图 10-21

九　白细胞减少

1.天黄（3），明黄（3），其黄（3）。

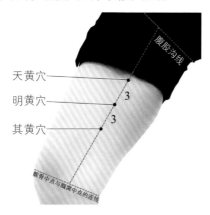

图 10-22

2.天皇（3），地皇（3），人皇（1.5）。

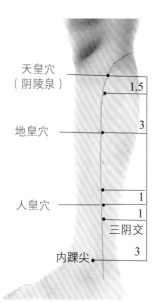

图 10-23

3. 木斗（1），木留（1.5）。

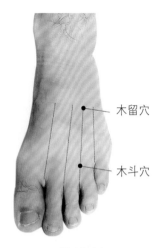

木留穴

木斗穴

图 10-24

4. 肝门（1.5）。

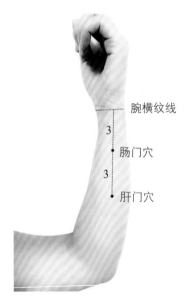

腕横纹线

3

肠门穴

3

肝门穴

图 10-25

十　白细胞增多

1. 天黄（3），明黄（3），其黄（3）。（图 10–22）

2. 天皇（3），地皇（3），人皇（1.5）。（图 10–23）

3. 木斗（1.5），木留（1.5）。（图 10–24）

4. 肝门（1.5）。（图 10–25）

十一　贫血

1. 天黄（3），明黄（3），其黄（3），天皇（3），地皇（3），人皇（1.5）。（图 10–22、10–23）

2. 天黄（3），明黄（3），其黄（3），木斗（1），木留（1.5）。（图 10–22、10–24）

3. 天皇（3），地皇（3），人皇（1.5），木斗（1），木留（1.5）。（图 10–23、10–24）

4. 通关（1.5），通山（1.5）。

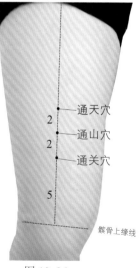

图 10–26

5. 内关（1.5），足三里（3）。

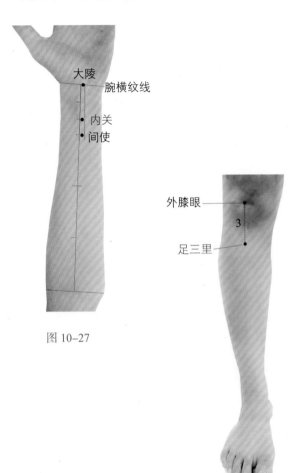

图 10-27

图 10-28

十二　糖尿病

早：灵骨（1.5），大白（1.5），足三里（1.5），丰隆（1.5），火连（1.5），火菊（1.5），火散（1.5）。

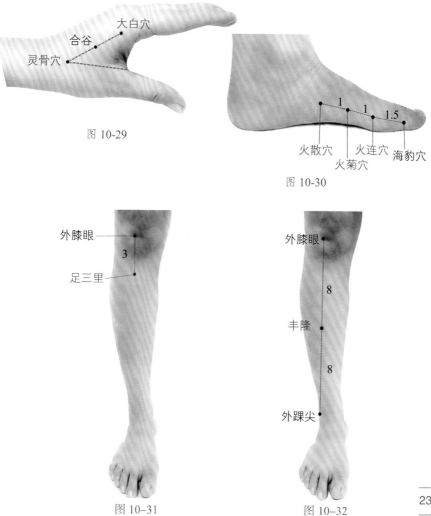

图 10-29

图 10-30

图 10-31

图 10-32

午：天皇（3），地皇（3），人皇（1.5），土水（1.5），
水金透水通（1.5）。

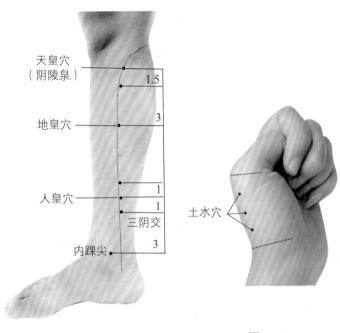

图 10-33   图 10-34

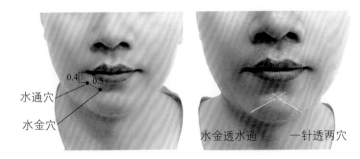

图 10-35

晚：中九里（3），七里（3），中白（1），下白（1），
承浆（1）。

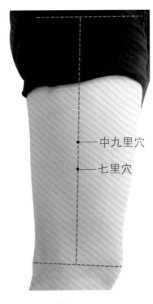

图 10-36

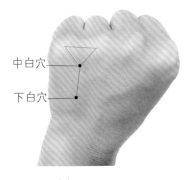

图 10-37

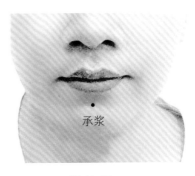

图 10-38

以下两组穴位可任意搭配早、午、晚针方。

1.天皇（3），肾关（3），水相（1）。

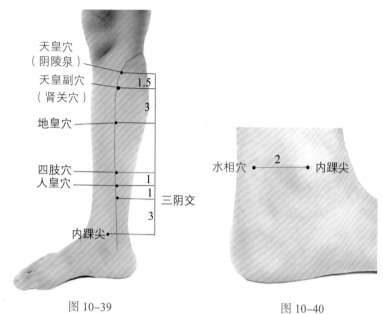

图 10–39

图 10–40

2.通肾（1.5），通胃（1.5），通背（1.5）。

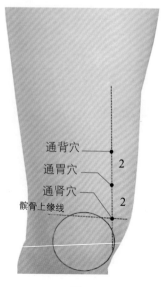

图 10–41

十三　痛风

1. 痛处刺血。

2. 木关（0.5），中关（0.5），骨关（0.5）。

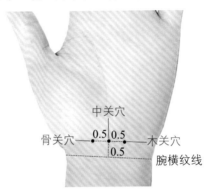

中关穴

骨关穴 ─ 0.5 | 0.5 ─ 木关穴
　　　　　0.5
　　　　　腕横纹线

图 10–42

3. 天皇（3），地皇（3），人皇（1.5）。

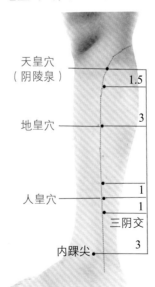

天皇穴
（阴陵泉）　　1.5

地皇穴　　　　3

人皇穴　　　　1
　　　　　　　1
　　　　　三阴交
内踝尖　　　　3

图 10–43

4. 火连（1.5），火菊（1.5），火散（1.5）。

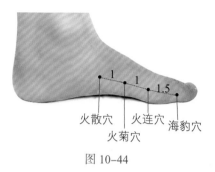

图 10-44

第十一章

医案

一户一中医

健康中国行

一　颈椎痛案

李某，男，45岁。患者颈椎疼痛数月，曾行按摩、针刺、刮痧、正骨等疗法，均未能彻底治愈。余针其重子、重仙二穴，疼痛减轻十之八九，再刺其正筋、正宗二穴，疼痛亦减轻。留针30分钟后，患者颈椎疼痛全消。

二　肩周炎案

王某，女，66岁。患者左肩疼痛8周，夜难入寐，医院诊断为肩周炎。余取其右手重子、重仙二穴刺之，针刺同时令其活动左肩，疼痛即减轻。留针45分钟后，患者疼痛消失。电话随访，未再复发。

三　腰痛案

赵某，男，53岁。患者腰痛多年，曾于多家医院治疗，未能根治，反复发作。后经友人介绍来诊，余拟针方如下。

1. 灵骨、大白、中白、下白。
2. 腕顺一、腕顺二、三叉三。

两组穴位连续针刺15日，病愈。

四　　膝痛案

杨某，女，58岁。患者左膝内侧疼痛多年，尤以上下楼时为甚。余针刺其右侧内关、间使，左侧太冲行牵引针法，留针30分钟，膝痛缓解。再诊时针刺其右心门、左火主，留针30分钟。连续针刺7日，随访未再复发。

五　　腹痛案

张某，女，61岁。患者左下腹胀痛，于某医院诊为脾大，住院治疗，效果不佳。后经人介绍来余处诊治。余针刺其左侧脾肿、足三里、水曲、门金、三阴交、肾关穴。针后患者自述腹痛缓解。余复于其双侧足阳明区青筋处刺血，患者腹痛、腹胀即消。

六　　胃病案

李某，男，43岁。患者胃部不适多年，实验室检查示幽门螺杆菌感染，长期服用西药治疗，效果不显。后经人介绍来诊。余在其四花上穴附近发现黑色青筋，遂用三棱针刺血处理，患者顿感胃部舒适。余再针刺其左侧灵骨、大白穴，以及右侧土水、内关、间使、四花上、门金和双侧下三皇（即天皇、地皇、人皇）穴，7次而愈。

七　乳腺恶性肿瘤案

肖某，女。2021 年 4 月，患者自觉胸部疼痛，于某医院行乳腺 B 超、钼靶等检查，结果显示右侧乳腺恶性肿瘤（4b 级）。医生建议手术切除，患者拒绝手术，想寻求保守治疗；加之其自身为董氏奇穴学员，故而求诊于余。余为其针刺、刺血，治疗数次后患者到医院复查，结果显示其乳腺肿瘤系良性。患者大喜，致信感谢。

八　腹泻案

唐某，男，45 岁。患者因食用不洁食物而腹泻，日泻数次，求诊于余。余针刺其肠门、门金二穴，腹部不适顿消。留针 30 分钟，腹泻即止。

九　乳腺增生案

黄某，女，46 岁。患者左侧乳房疼痛数月，触诊可扪及鸡蛋大小肿块，因闻及"熊六针"能活血化瘀、消除肿块，遂求余为其针刺治疗。余针其双侧丰隆、合谷、曲池穴，左手在上，右手在下，交叉捻针增强刺激，并令其按摩乳房肿块。行针约 1 分钟，患者肿块消散大半。后留针 30 分钟，肿块全消。

十　　夜尿频案

张某，女，53 岁。近半年来，患者每晚起夜五六次，睡眠质量较差，体能严重下降。后听友人介绍说董氏奇穴效果颇佳，遂来余处就诊。余针刺其左侧大间、小间穴，右侧灵骨、大白、外间、浮间穴，双侧下三皇（即天皇、地皇、人皇）穴。当天晚上患者起夜即减为两次。后余左右交替使用针刺处方，连刺 7 日，患者夜尿频未再复发。

十一　　糖尿病案

罗某，男，58 岁。患者自觉经常口渴，遂去医院检查，显示空腹血糖为 15.4mmol/L，诊为糖尿病，予服西药。患者不愿长期服药，寻求中医方法，遂求诊于余。余令其停服西药并忌口，处以下述针方。

早：灵骨、大白、足三里、丰隆、火连、火菊、火散。

午：天皇、地皇、人皇、土水，水金透水通。

晚：中九里、七里、中白、下白、阳池、承浆。

偶尔配用天黄、明黄、其黄、通肾、通胃、通背等穴。针刺治疗 3 个月，复查空腹血糖为 6.3mmol/L。

十二　面瘫案

李某，男，53岁。患者右侧面瘫15日，住院治疗，效果不显。后经友人介绍来余处诊治。余在其口腔内侧、舌下、耳尖处刺血，每7日1次。针刺双侧灵骨、大白、三重、中九里、七里，左侧腕顺一、腕顺二、足三里、上巨虚，配以侧三里、侧下三里、火连、火菊、火散、火主、火硬等穴加减。留针期间，令其嚼口香糖，增加行针效果。如此治疗半月而愈。

十三　中风案一

汤某，男，55岁。患者中风两月余，多方求治，未见明显疗效，左手不能伸展，左足跛行。因此自尊心受到极大伤害，导致其焦虑、脾气暴躁。后经友人介绍，来余处就诊。余首选为其做心理疏导，突破其思想困境，让其重拾自信，再予以针刺治疗。

十宣、三商、耳尖刺血，每7日1次，有时可加用尺泽、委中刺血；并以下述针方交替使用，治疗一月余，患者症状消失。

1.双侧灵骨、大白、重子、重仙、木火、百会、四神聪。

2.双侧灵骨、大白、重子、重仙、内关、间使。动气针法，令其走路，活动患处。

3. 双侧中九里、七里、侧三里、侧下三里、火连、火菊、火散、火主、火硬。

4. 双侧灵骨、大白、中白、下白、上三黄（即天黄、明黄、其黄）、下三皇（即天皇、地皇、人皇）。

5. 涌泉、上瘤、五花四穴、正筋、正宗、正脑一、正脑二。

十四　中风案二

张某，男，50岁。患者于上班途中突发双下肢无力，到医院检查显示脑梗死，遂住院治疗。后经人介绍来诊，就诊时患者已不能走路，需坐轮椅。余立刻为其点刺十宣、三商放血，然后艾灸关元。治疗后患者感双腿有力，已能站立。余以下述针方交替使用，治疗半月，患者痊愈出院。

1. 双侧灵骨、大白，左侧重子、重仙，右侧内关、间使，百会、四神聪。

2. 中九里、七里、下三皇（即天皇、地皇、人皇）。

3. 火主、火硬、火连、火菊、火散。

4. 涌泉、上瘤、正筋、正宗。

十五　高血压案

黄某，女，62岁。患者患高血压数年，血压最高时达180/110mmHg，常感头晕，服用降压药数年，一直未见好转。因听说董氏奇穴神奇，遂来就诊。余以下述针方交替使用，治疗 3 个月，患者血压基本恢复正常。

1. 双侧合谷、曲池、丰隆。

2. 双侧火连、火菊、火散。

3. 双侧火主、火硬。

4. 双侧一重、二重、三重。

5. 十宣、三商（即老商、中商、少商）刺血。

6. 背部五岭区刺血。

7. 四花中、四花外视青筋刺血。

8. 尺泽、委中区刺血。

9. 太阳、耳尖刺血。

　　董氏奇穴出自《黄帝内经》，乃取百家所长之绝学，并经过历代董氏先祖不断实践、总结、创新、发展，将复杂的中医学理论提炼、浓缩，使之简便、高效。特别是传到杨维杰医师，其更加完善了董氏奇穴理论，使没有医学背景的普通人也能掌握、运用，更加方便百姓，也使得"一户一中医，健康中国行"的目标更加容易推行。

　　我自从学习了"董针"之后，治愈了很多患者的疑难杂症，对于一般的颈肩腰腿疼痛，或外感发热类疾病更是手到擒来、针到病除。能够帮助别人解除疾病痛苦的自豪感真是太美妙了。在进行中医师承出师考试的时候，面对考官的提问，我运用脏腑别通理论进行解释，获得了他们的一致认可。

　　今天取得的一点点成就，除了我个人的努力之外，更多得益于董景昌师公及诸位"董针"前辈们的传承。我能够应用这项非遗技术服务更多罹患疾病的人，是前辈们的功劳。

　　本书为方便"董针"爱好者而作，其中收集了众多针方和经验，同时总结归纳了一些常见病的实用治疗方案。若有遗漏和不足之处，还请各位同仁不吝赐教，我将不胜感激！

熊贵江

2023 年仲夏于广州